JN194412

ゼロからはじめる

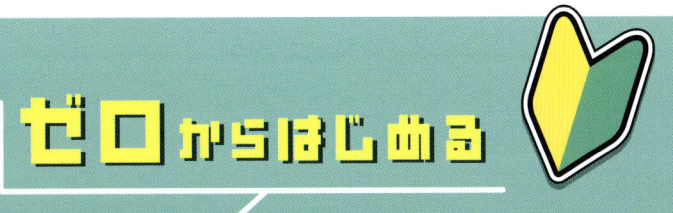

# Non-Surgical
# 美容医療

著 宮田成章　みやた形成外科・皮ふクリニック院長

全日本病院出版会

　美容皮膚科とは簡単な仕事なのか. 「華やかそうだから, 何だか楽をして儲かりそうだから美容医療をしてみました」, 「サイドビジネスで患者の需要がありそうだから施術は看護師任せで機器を導入してみました」, でよいのだろうか. メーカーのマニュアル通りに機器の理論も知らないで使っては, 顔面の解剖も知らないで注入しては, トラブル頻発である. トラブルの経験がない医師はいないが, 自らの技量を上げることでトラブルは未然に防げるものもある.

　しかし, 美容医療の勉強はどこですればよいのか. 大学病院は勉強できない所がほとんどである. 結局, やる気はあっても学ぶ場がないのである. バイト先で経験を積むしかない. 運よく美容クリニックに就職できても系統立った研修システムはないし, あったとしても数か月である. 5年以上かけて学会発表や論文を仕上げてなんていう仕組みはない. そう「経験を積む」しかないのである. しかしそれこそが難しい. でも適当に始めることもできる. そんな医師はけしからんと否定するだけなら簡単だが, この業界に流入する医師はこれからも増えるであろう. 文句を言うのではなく, また個人さえよければそれでよいと言うのではなく, 業界全体がレベルアップするのは, 医師個々の知識と技術レベルの向上にかかっている. 経験が少ない医師のトラブルを嘆いて, 非難するだけではトラブルは減らない. 参入する医師の数を抑え込むことなどできない. それならできるだけ多くの患者が満足を得るよう, 勉強する機会のない医師に少しでも自分の持つ知識と経験をシェアしたい, そう考えた. 専門医が参入障壁を作って妨げるのではなく, このフィールドに入ってきた医師のトラブルを未然に防ぎ, 業界全体が社会的評価を得られるよう導いていく, もはやそのような時代になっているのではないだろうか. 書籍を手にした医師には専門や経験に関係なく, 医師の技量を上げて役に立てる1冊になれるよう, 書き上げた書籍である. かれこれ四半世紀, 美容医療を主たる仕事にしてきた私自身の業界に対する恩返しのつもりで.

2024年10月

宮田成章

# 目次

ゼロからはじめる Non-Surgical 美容医療

## ＜各論＞

### 各種機器の特徴と用途 ──── 63

# 美容医療とは

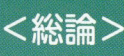

<総論>

# 美容医療とは

## 美容医療を始めるにあたって

　昨今，美容医療・美容皮膚科が一大ムーブメントになっている．この領域に入ってくる医師は年々増加傾向であり，大手チェーンのクリニックに1年間に入職する医師の数は都内で人気の某大学病院研修医の入職者数を超えているらしい．少し勉強してから若くして開業する医師も多い．さらには皮膚科医，形成外科医が次々に開業し，地方都市でも複数の美容クリニックがあるのは当たり前となってきた．また，一般保険診療を行っているクリニックが機器を揃えて美容皮膚科を行うことも増えてきた．

　これは世界的傾向である．発展途上国でも美容医療を行う医療機関は急増している．そして多くが皮膚科や形成外科の専門医ではない医師が主となっている．そう，この美容医療領域とはそういうものなのである．日本だけ，という問題ではない．

　美容医療が発展してきたことによってちょっとしたケアで美貌を手に入れられるようになってきた．また女性の社会進出やできるだけ長く社会で活躍する以上は外見に気を遣わなくてはいけないこと，SNSなどの発展による外見重視の時代も相まって一般人が美容に高い関心を持ってきた．これらから，世間が医療に対して美容的な治療を求めるようになってきたのである（図1）．

　また，既に開業している医師にとっては，保険診療ではクリニックの先行きも微妙だし，何となく流行っているからちょっと取り入れてみようかなと興味を持っても，さっぱりわからない世界で，スタッフに任せっきりにしようかなと思っているかもしれない．若い医師にとっては，これからの医療において注目されている領域だから，そして若い世代が活躍しているから興味があると考えているかもしれない．女性（今では男性も）医師にとって美容は非常に興味がある分野であり，美容医療の世界に真剣に挑戦してみたいという人もいるであろう．また研修医として働いてみて，一般医療のあまりのハードさに疲れ，自身のQOLを考えると夜間呼び出しもなく，オンとオフの区切りがはっきりしていてライフスタイルにマッチする世界だと思っているかもしれない．出産や子育てでキャリアを捨てて，医師として働ける場を求めて美容へ足を踏み入れることもある．

　そして何より以前は悪いイメージの強かった美容医療を社会が受け入れるようになってきた（図2）．動機は何でもよい．ただし楽そうだから，儲かるからと入ってくると，しばらくはよいが10年，20年後のビジョンが立たない世界である．美容皮膚科は一般的になっ

## 図1

### ソーシャルメディアの発達

- 自己表現
- 他人の容姿への憧れ
- 情報入手の容易さ
- 美容クリニックによるマーケティング
- インフルエンサーのクリニック通院

### 若さの重要性

- 女性の社会進出
- 身だしなみ、ビジュアルと社会的価値
- 見た目は第4の資産
- 高齢化社会による相対的な若さ
- アイドルも高齢化
- サザエさん（昭和）の時代には50代は高齢者、しかし今は若くあるべき

 患者が気軽に受診する

### クリニック数の増加

- 受診の容易さ
- 目に触れることの多さ
- 過剰な広告

図1

## 図2

保険診療クリニックにおける収益性の低下

病院における過重労働：若い医師のQOL重視

専門医取得への厳しさやシーリング制度

出産などのライフイベントと医師としての労働

美容診療に対する一般社会の受け入れ

医師の動機付け

図2

て日が浅い．相当先まで見据えた仕事に対する情熱を持つためには美容医療に関しては貪欲に知識を得る必要がある．需要（患者数）と供給（美容に関わる医師の数）のバランスで考えると，現在は圧倒的に需要が多いが，数年後には供給が上回る可能性がある．その時に淘汰が始まる．

---

**コラム**

### 一般臨床医の先生方へ

自身の主たる仕事は保険診療で，儲かりそうだから美容医療に手を出そう，でもよくわからないから簡単なもので看護師任せで，なんて考えている医師もいるでしょう．脱毛やピーリングくらい大丈夫，看護師が以前美容クリニックで仕事していてフォトフェイシャルを照射していたというから導入してみよう，そんな不純な動機かもしれない．多分大体のことは問題なく進む．ただし時に大きなトラブルも生じ得る．

例えば耳鼻科の先生が，近所の内科医が耳鼻科疾患に対して適当な処方を行って治らない患者を診た時，診断を誤って漫然と処方してとんでもない状況になってしまったのを診た時，どう思うでしょう？　美容医療も医療行為であり，やはり手を出すなら勉強しないと，知識をつけないとトラブルになり得るのである．勉強したくないけど儲けたい，患者サービスだから治療してあげたい，色々考えはあると思うが，医療行為であることを忘れずに．

---

## 美容皮膚診療の心得

## 1. 美容医療とは，美容皮膚科とは

美容とはつまり美しい容貌であり，これには顔のみならず体型，髪型なども対象となる．厚生労働省による美容の定義は化粧やヘアスタイル，着つけによる容姿の改善であり，美容師法によって定められているが，一般的には美しい容貌は美容師法に則るもののみではなく，エステティックな施術・医療や，自身でのケアを含め，様々な手技によって成し遂げられる．古代では刺青による装飾も美しい容貌を得る手段であった．

またその目標は，画一的なものではなく個人や時代によって大きく異なる．例えば明治時代以前は切れ長の一重まぶたが美人の象徴であったし，美しい体型も国によって好みは違う．一律の考え方があるわけではない．ただし左右の対称性や黄金比など，人間であれば誰もが美しいと認める基準も存在する．

その中で美容医療は医療行為によって美しい容貌を成し遂げるものであり，美容外科，美容皮膚科を主として，その他，内科的な治療，歯科的な治療なども含んだ分野である．二重まぶたにする，鼻を高くする，シミを取る，シワ・タルミを改善するなどの明確な美容目的のみならず，無駄な毛を除去する，痩せる，若さを保つ，乾燥肌を改善する，肌質を健やかにする，歯並びを整えるなど，様々な要素を含んでいる．最近では性器周囲の美しさや加齢性の問題も扱うようになってきた．さらに，アンチエイジングは美容医療の1つであり，ここでは若さとは健康につながるものであるから健康になるための治療も美容

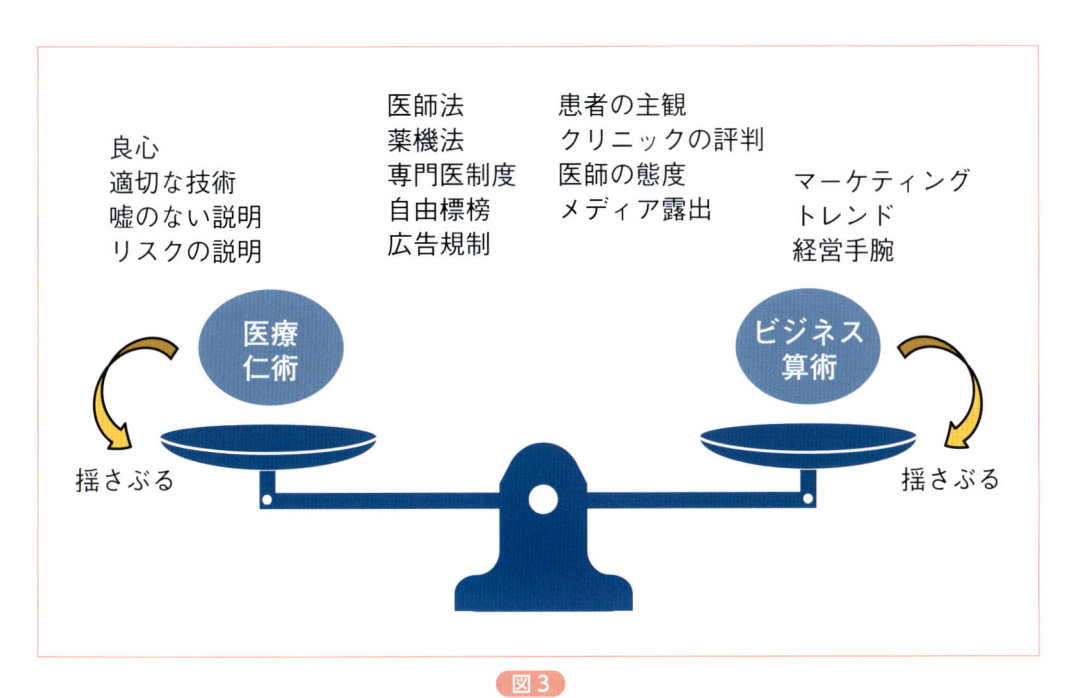

**図3**

バランスが重要であり，どちらに傾いても成功しない．

医療と言えるものが含まれる．

　さて，美容医療は通常の医療と異なり，健常な人間に対して様々な医療を施す分野である．正常な状態をよりよくするものであり，手を尽くしたが何も変わらない，むしろ残念な結果になったでは許されない．しかし医療は人間という生物が相手であり，個々に反応が異なる，不確実性がある．絶対に成功するとは限らないし，取り返しのつかない合併症を生じることもある．そのことを肝に銘じる必要がある．だからこそ事前に患者に予想される治療結果を正直に話す必要があり，またリスクもきちんと伝える必要がある．ビジネスの要素があるのは仕方ないが，その本質は医療であり，医師免許を持った医師である以上，医学的な知識に基づいた治療をする必要がある．

　しかしながら自由診療であり，治療費は医師の裁量で決められる．商業主義に批判的な医師でも結局は患者に高額な治療費を請求する．何ごともバランス感覚が重要で，美容医療においては極端に商業主義的になることはなく，しかし常にビジネスやマーケティングも考えていかなければならない．メーカーはマーケティングの手法を用いて医師に新しい機器や薬剤を買ってもらおうとする．一般医療の製薬会社であっても既にこの手法を学んだ人たちが主役で，何ら変わりはない．それらを理解して，機器，製剤の導入を考える必要もある．医は仁術でもあるし，算術でもある．どちらか，ではないのである（図3）．

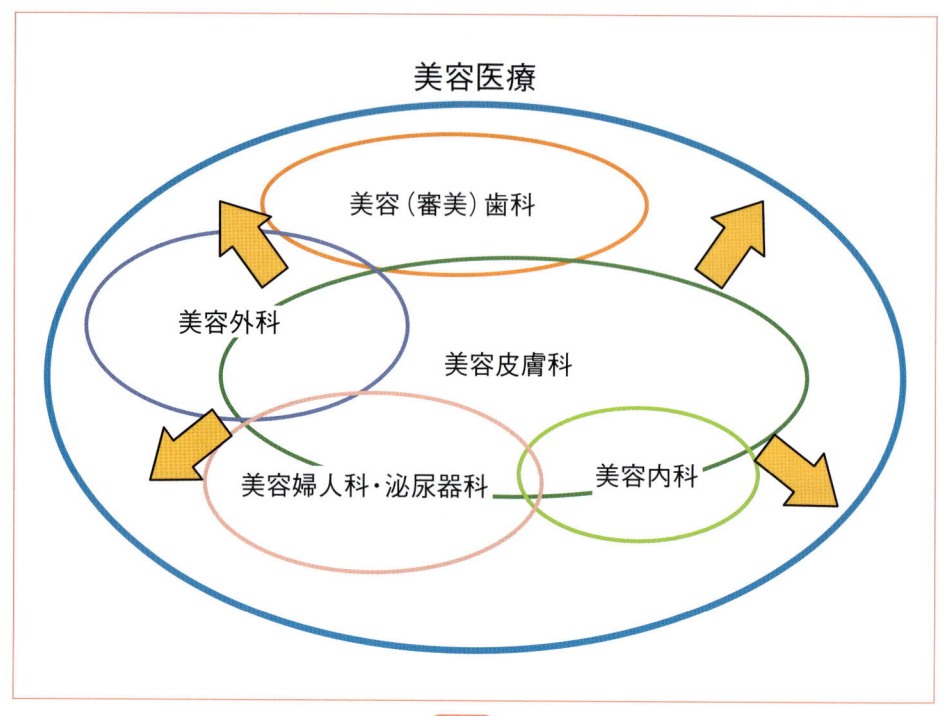

**図4**

美容医療は様々な専門家が関与し，かつ複雑に重なり合う．
美容皮膚科はその扱う範囲が拡大傾向にある．

## 2. 美容皮膚科の領域

　美容皮膚科は美容医療の中で，皮膚に何らかの処置をして，もしくは皮膚以外からのアプローチ（例えば内服）で，美しい皮膚を作っていく医療である．

　ただし近年，美容皮膚科で顔の形態や体型なども扱うようになっており，厳密な線引きは難しく，実臨床においては美容医療とほぼ同義である．一般にはメスを用いない範囲が美容皮膚科と言えるのかもしれないが，皮膚外科という分野もあるため皮膚科を外科ではないと言うこともできない．顔の骨を切って形態を変えることが美容皮膚科の仕事という医師はいないと思うが，その境界は曖昧で，また医師個々の考えによっても異なる．皮膚科や形成外科などそれぞれの医師が研修した基本診療科によっても考えは異なるであろう．昨今では皮膚科や形成外科などの専門性にとらわれず最初から美容皮膚科を目指す医師も増えてきており，また前述のように内科的なアプローチやフェムゾーンなど，皮膚科という診療領域から離れた婦人科，泌尿器科分野も学びながら診療をする必要があり，また歯科的な要素も含むこともある．個々の医師の基本診療科の出自に関係がない「美容皮膚科」という専門性で考えるべき時代になりつつある（図4）．

## 3. 美容皮膚科，美容医療でできること

それでは実際に美容医療・美容皮膚科の診療とは何を行うのであろうか，今現在巷の美容皮膚クリニックで行われているものを列記する(主に非外科的なもの).

<治療対象>
- シミ，ホクロなどメラニン色素性病変，肌の色ムラ(茶色，赤み，白抜けなど)
- 肌のきめ，ざらつき，ざ瘡(ニキビ)，ざ瘡後瘢痕(ニキビ跡)，乾燥肌にまつわるトラブル
- シワ，タルミ，加齢による様々な皮膚の不均一性，皮膚付属器の加齢性変化
- むだ毛，毛穴
- 瘢痕など外見の醜形
- 多汗
- 体型
- 加齢による婦人科・泌尿器科的な変化(フェムケア)

<治療方法>
- スキンケア指導，化粧品
- クリニックでのスキンケア(各種薬剤導入治療やピーリング)
- レーザーなどの機器治療
- 注入治療
- 糸(スレッドリフト)
- フェムケア機器
- サプリメント
- 様々な点滴

## 美容皮膚科診療を始めるにあたって

美容皮膚科においては患者の希望が第1である．病気と異なる．例えば癌の場合，症状を聞き，何らかの疾患を疑い，適切な検査をして診断をする.

その結果を患者に伝えるが，その際には最適な治療法を提案する．外科的な治療なのか，放射線なのか，化学療法なのかなど，有効率とリスクなどをしっかりと伝えて，基本的に患者には最適なものを説明する．多くの場合はそれに従ってもらう．これが正しい医療であるし，医師の行う義務である．患者の希望を聞きつつも最善の治療を勧め，客観的に理論的に，エビデンスを持ってきちんと説明をし，治療を行う.

美容の場合でも症状を聞き，画像解析装置などで診断した後，治療法を説明するのは同じである．シミやホクロなどはある程度，通常疾患と同様の話をできる場合が多いが，シワやタルミは外科的治療以外は漠然とした治療であることが多い．エビデンスは少ないし，完全な若返りは現実に困難である．また患者の「その治療は嫌」という希望を優先し

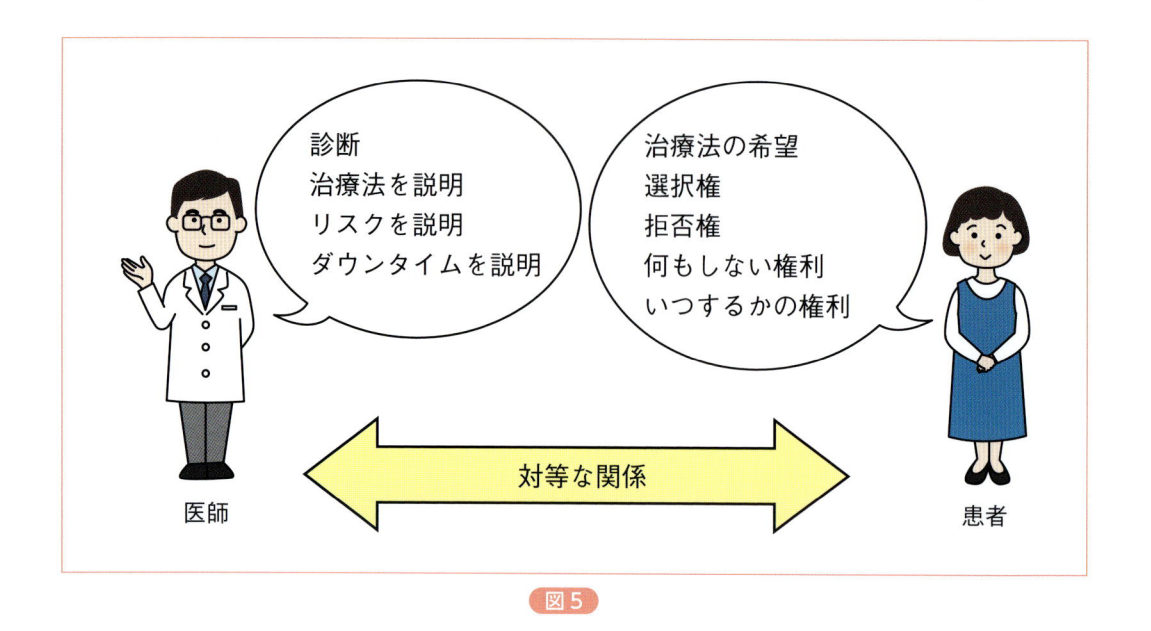

診断
治療法を説明
リスクを説明
ダウンタイムを説明

治療法の希望
選択権
拒否権
何もしない権利
いつするかの権利

対等な関係

医師　　　　　　　　　　　　　　　　　　　　　　　　　　患者

図5

なくてはならない．注入は絶対嫌という患者もいるが，骨の萎縮などがタルミの主たる原因である場合，機器では改善は望めない．癌なら毅然と話を進めることができるが，美容の場合はそうはいかない．医師の治療の裁量権が狭い．だからこそ，どのようなことが原因でそのような状態となっているのかをきちんと説明し，最適な治療法を説明した上で治療法の選択は患者に任せる．患者と医師の立場は対等である（図5）．

　そして説明通りの結果となると患者は納得する．それゆえ医師は各治療法の作用機序，原理と実際に出せる臨床結果をきちんと理解しなくてはならない．美容だからと言ってとりあえずタルミの機器を買えば儲かるでしょ，では駄目である．

　商業的に大して効果の出ない治療を何回かのコース，セット料金を作って患者に勧めるようなことも行われている．画一的に行っても誰もが満足のいく結果は出ない．診断もまともにせずに治療をするのは言語道断であるが，実際にはそのようなことが行われている．ビジネスと医療との狭間で揺れ動く．それが美容医療であり，あまり医療だけにとらわれても患者自身も納得しない．所詮は効果の出るエステ的な側面を持っているのも事実である．すべてはバランスである．医療を全面に出しすぎて患者を萎縮させるようなことではいけないし，かといって商業的すぎるのも考えものである．エステとは違って医療機関であることを常に意識しつつ，患者目線で次々に新しい仕掛けで患者の心を掴んでいくことも重要なのである．

## 1. リピーターの獲得のために

　美容医療は華々しい宣伝をして患者を獲得することができるかもしれない．そして何度も施術を行うコース料金の設定で囲い込むこともできる．何でもかんでもシミならレー

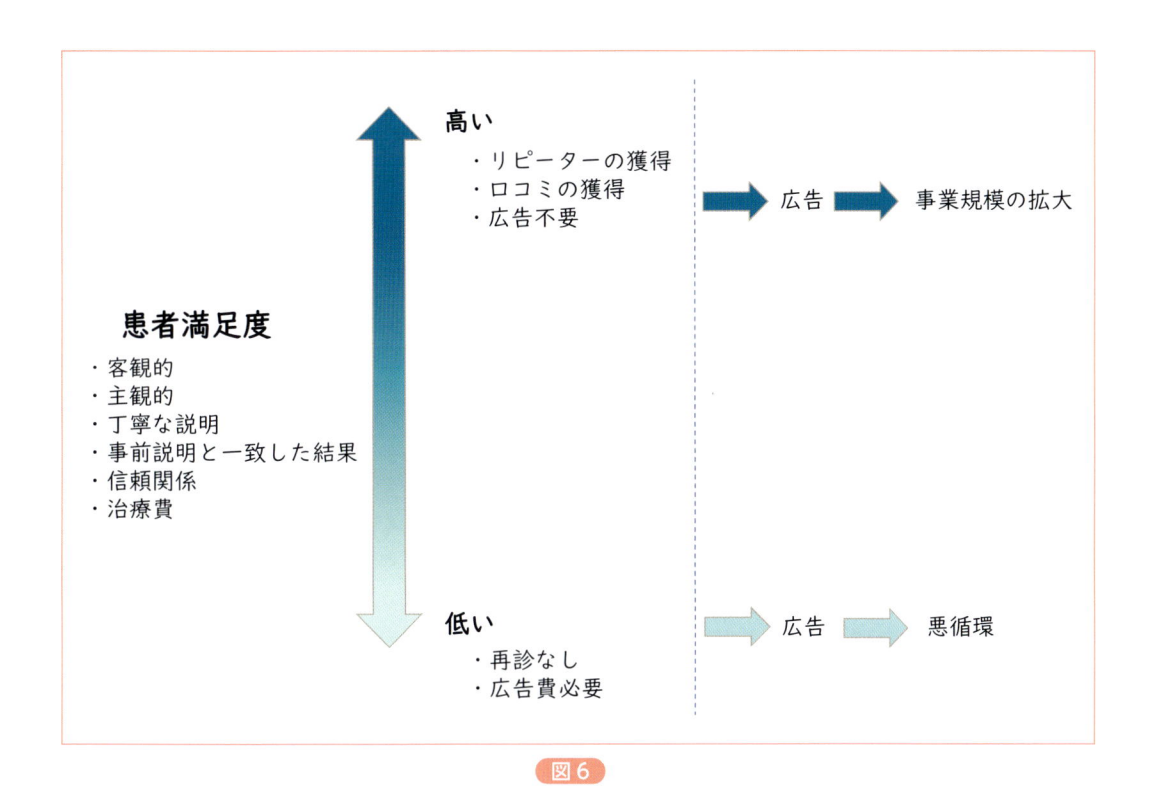

図6

ザートーニングやIPLで複数回かけて治療していく．もちろん適している症例もあるが，これはよいことだろうか．きちんと治療すれば1〜2回で治癒するものもある．それらを見極めて診断治療へと至るのが真っ当な医療であることは誰もが理解できると思う．しかし実際には診断を曖昧に，回数をかけた方が儲かる．しかしながら，リピーターになるかどうかは難しい．新規の患者を都度獲得していくことは労力を要する．そのためのSNSへの頻繁な投稿，アイデアを絞って様々なことを発信する，広告を常に出し続ける，それもよいのかもしれないが，リピーターを獲得すれば，このような努力は一切不要である．一般には新規顧客の獲得はリピーターの5倍のコストがかかるとされる．そんなことは専門医や老舗のクリニックだからできると言われるかもしれないが，一般皮膚科の片手間でも，非専門医の若いドクターでも，きちんとリピーターを獲得して成功している事例は沢山ある．要は正しい知識，診断と妥当な治療によって患者満足度を上げれば，リピーターは増え，患者は次々紹介される．医療ほど口コミが重要な業界はない．美容室と同じである．腕のよい美容師は，特段宣伝しなくても予約が取れないものである．有名でなくても，地方でも（図6）．

## 2. 専門医の取得

　皮膚科も形成外科も専門医取得に際して美容医療に関する知識を十分に得ているとは言えない．外勤先が美容クリニックでない限り，ヒアルロン酸注入などの経験が全くないま

ま専門医になる医師が大半である．だから専門医が不要なのかというと，そうではない．皮膚科や形成外科の基礎的知識があってこそ，日常で起こる様々な診療トラブルに対応できる．専門医の知識をベースに持って，美容診療を行うのが理想である．よって，美容医療をメインに診療をする場合には，皮膚科もしくは形成外科の専門医取得が望ましい．これは間違いなく言えることである．専門医取得のためには一定以上の知識と臨床経験を有する必要がある．専門医を取得したベースの上で，美容医療を行うスタートラインに立つことが理想である．しかし，資格はあくまで資格であり，同等の経験を積んだ上で取得しない医師もいるし，取得後に努力しないであぐらをかいてしまう医師もいる．私自身は形成外科の専門医で皮膚科の専門医ではない．皮膚疾患に関して診断できないことも多々ある．皮膚疾患の誤診はしませんなんて，とても胸を張って言えない．

大学では美容医療の勉強などほとんどできない．都心部はともかく地方であれば尚更である．またセカンドキャリアとして美容医療を選択した場合には専門医取得はほぼ不可能である．

さらに最近の若い世代は，早くから美容医療でのキャリアを得てやりたい仕事をしようと考える傾向にある．保険医療のキツさと得られる報酬，達成感の低さも問題である．これ自体は悪いこととは思わない．むしろ将来のビジョンをしっかり持って美容医療に取り組む若手医師の方が実力を持っていることが多い．

実際に美容医療に従事する医師の8割以上は非専門医である（図7）．古くからこの領域で働く専門医はこのことを嘆く．しかし，お隣韓国でもこの傾向は同じである．韓国でレーザー機器メーカー依頼の講演をする時，夜と昼の2回，同じ内容で頼まれることが多い．これは専門医と非専門医，2つに分けてセミナーをしているからであり，お互い仲が悪い（個人では仲よしも多いが，組織として）．日本は学会を含めて垣根なく学べる環境であり，これは素晴らしい．

話は逸れたが私の結論は，専門医取得が望ましいが，重要なことは医師個々の知識であって，本人が勉強する意欲があるかどうかがすべてである（勉強する機会がないことを嘆く医師が多いからこそ，この書籍を書いている）．だから専門医でない医師も胸を張って美容医療を行ってほしい．その条件はただ1つ，勉強してほしい．ファッションのように，また，病人を扱わずに楽だから，では将来痛いしっぺ返しを食うであろう．

　海外でも美容医療の需要は急増しており，先に進んでいる韓国や台湾では多くの皮膚科・形成外科以外の医師が参入している．欧米でもそれは同じであるが，一部の学会組織では参入を拒否することよりも教育をすることによって患者の不利益となるようなトラブルを避けるのが我々の役割である，という考えを持ってオープンな会を開催している．もはや質のよい医師だけが美容医療を行うべきであるという考えは通じず，だからこそ専門医の役割というのは基礎的な教育，技術指導，リスクマネージメントになるのではないだろうか．そもそも専門医のすべてが本当に美容医療の全分野を熟知しているのか，甚だ疑問である．

　また諸外国では皮膚科医か，形成外科医かを聞かれることはあっても，それ以上は聞かれないことがほとんどである．美容にこだわるのではなく，これらの専門医は解剖や病態を含めた基礎を知っているのであるから，美容医療を受けるすべての患者が安心できるよう教育に励むべきであるというのが私の持論である．そして非専門医でも十分な経験と知識を持って診療している素晴らしい医師が多いので，お互いが補完し合ってよりよい美容医療の未来を創る，そのための学会や教育組織が必要なのかもしれない．日本形成外科学会や日本皮膚科学会はオープンになっているとは言え，やはり専門医の集団，専門医を目指す医師達のための組織である．それはそれで根幹を揺るがすようなことをしてはならない．諸外国のように学会としてはきちんと棲み分けをし，ポジションを確保しつつ，それとは別に教育や情報交換のための何か機構を持つことがよいのかなと思う．

## 3. 美容医療の歴史

　日本における美容医療の歴史は古い．もちろん初期には美容外科を主とした報告が多いが，明治期にまで遡ることができる．しかし大きく動いたのは第二次世界大戦後である．高度経済成長とともに美容外科は大きく発展し，欧米人の容姿に憧れて重瞼術が盛んとなった．また鼻を高く，胸を大きくという需要も増えてきた．それと同時に不幸なトラブルも多くなった．ある程度以上の世代の形成外科医にとっては注入剤による悲惨なトラブルの修正手術の経験があると思う．オルガノーゲン（パラフィンなどの含有物）である．1950年代，肉質注射といって注入剤が炎症を生じさせて組織を増大させるという触れ込みで，乳房や顔，陰茎などに注入され，当時は夢の治療かのように語られたが，数年後には異物性肉芽腫の発生によって大きな問題となってしまった．なおこのオルガノーゲンは開発者が行方不明となり，またそれを積極的に行っていた医院は閉鎖となり，後遺症患者が受診できる施設がなくなってしまった．当時，美容整形と称されていたために，大学の整形外科に受診する患者も多く，東京大学整形外科ではその影響もあって形成外科診療班ができたとも言われている．これによって形成外科が発展してきたのであるからなんとも皮肉なものである．

　ただ，そのような特殊なケースを除いて美容外科医療は開業医を主として発展してき

た．代表的な施設が十仁病院であった．私が美容外科の手技を教えてもらった師匠は十仁病院出身の眼科医であり，埋没法などで有名であった（ただし形成外科系の学会で主に活躍していた）．

その一方で形成外科系では東京警察病院の大森清一先生を主としたグループが美容医療を行っていた．私の形成外科の師匠はこちらの出身であった．

ただ，終戦後の日本では植皮や皮弁などの形成外科的手術は大森先生が活躍する以前には十仁病院でかなり行われていたようであり，私の美容外科の師匠は十仁病院で形成外科的な手技を学んだとおっしゃっていた．このあたりがおそらくは事情を複雑にしており，この両団体は当然ながら対立し，形成外科や美容外科の標榜の際の政治的な問題によって決裂，その後一度合併などの話もあったが，今でも別の団体として存続している．同名学会問題と言われる日本美容外科学会で，JSAPS と JSAS である．今では対立していた世代の多くが引退しており，現在では交流もされているが，このあたりの事情は何となくでも理解していた方がよい．

さて，本書の主たるテーマは non-surgical な美容医療である．シミ治療に関しては，やはり 1983 年の Rox Anderson による選択的光熱融解理論の登場によって Q スイッチレーザーが登場し，メラニン色素性疾患（主にアザ）の治療が行われた頃に始まり，1990 年代には一般化していった．また 1990 年代後半にはケミカルピーリングの普及や IPL，レーザー脱毛機器の登場などがあり，この頃には体表の美容医療が確立されていった．その後は 2015 年頃からピコ秒レーザーが登場して，現在に至っている．ただし欧米（白色人種）ではシミ治療というのはあまり重要視されず，アジアにおける美容医療の発展とともにシミに対するレーザー治療という分野が発展してきている．

シワ，タルミの分野について，まずは注入剤に関しては上述のオルガノーゲンやそれ以前からあるパラフィン，液体シリコン注入の悲惨な歴史を経て，1990 年代にコラーゲンの注入が普及したことに始まる．当時はウシ由来のコラーゲン（現在でも高研社から販売）で，アレルギー反応を抑えたアテロコラーゲンという物質を注入していた．その後ヒト由来も登場したが，生産効率の悪さなどから製造が中止となった．代わって主役となったのが 1990 年代後半に登場したヒアルロン酸であった．初期には鶏のトサカを原料とした製品もあったが，現在では非動物由来の原料が用いられている（架橋剤の多くはタンパクを有する）．その後は様々な注入剤が登場した．ハイドロキシアパタイトやポリカプロラクトン（PCL）などである．また非吸収性の高分子製剤などもあり，米国 FDA の承認を得たものもあったが，時代とともにほとんど用いられなくなっている．最近では bio-stimulator，コラーゲンブースターと称されるポリ乳酸などの粒子もしくは液状製剤が販売され，またアミノ酸などを配合した細胞外マトリックスの再構築を促す製剤も登場している．

また 2000 年初頭には機器によるシワ，タルミ治療が始まった．最初は近赤外線波長のレーザーによるシワ治療で，その後は血管腫の治療に用いられる波長によるレーザーなども登場したが，これらは短命であった．そして高周波によるタルミ治療が登場した．サーマクールである．これによって本格的な機器によるタルミ治療が始まった（それ以外にもいくつかの高周波治療機器が登場し，現在に至る）．また 2008 年頃からは新しいエネルギーソースとして超音波，その中でも集束する超音波の HIFU が販売され，現在ではタル

ミ治療機器の主役となっている．その後も各種エネルギーソースを用いた機器は毎年のように登場している．

またnon-surgicalな中では侵襲的ではあるがロシアから特殊な棘のついたスレッドリフト（最初の製品は Aptos）が登場した．当初は非吸収性の糸であったが，現在では様々な形状の棘を持つ吸収性の糸が主役である．

このように様々な時代の変遷はあるが，新しい機器，新しい材料の開発とともに美容医療は発展してきた．しかしながら，その一方で長期結果の不明な材料も多数用いられている．メーカーの言うことは本当に大丈夫なのか，エビデンスはあるのか，そして米国FDAや欧州CEマークの承認なども取れていない薬剤が本邦では普通に普及している．認可を得ていてさえもゼロトラブルではないので，流行りやビジネスだけで患者の健康を考えないで新しいものに手を出すことは慎まなければならない．美容医療の歴史を理解することは我々に戒めを与えてくれるのである．

## 4. 美容皮膚科を始める前の基礎知識

ちょっと面倒だが，当たり前のこととして皮膚の構造や顔面などの解剖を知る必要がある．ここでは軽く説明をしていきたい．これを知らずして臨床に進むと様々な問題を引き起こす．

### （1）皮膚のスキンタイプ

Fitzpatrick のスキンタイプ分類が有名である．肌の色に関して，皮膚が紫外線を浴びた場合にその反応がどうなるかを見て6つのタイプに分類している．シミ治療後の肌の反応性を見る上で重要である．Burn（赤くなる）と tanning（黒くなる）によって分けられる．本来は肌の色そのものではなく紫外線の肌への影響を見るのに用いていたが，最近では皮膚の色を示すのに用いることの方が多い．

**タイプⅠ**：真っ白な肌色をしており，紫外線をわずかでも浴びると赤くなる．
**タイプⅡ**：白い肌で，紫外線を浴びると赤くなり，褐色にはなりにくい．
**タイプⅢ**：やや褐色の肌で紫外線を浴びるとある程度赤くなる．その後褐色になる．日本人としてはやや色白な肌．
**タイプⅣ**：やや褐色の肌で紫外線を浴びるとあまり赤くならず，褐色になる．日本人としては色黒だねというレベルの肌．
**タイプⅤ**：褐色肌で，紫外線を浴びてもほとんど赤くならなず，暗褐色になる．
**タイプⅥ**：暗褐色の肌で紫外線を浴びても赤くならない．真っ黒な肌．

日本人のほとんどはスキンタイプⅢもしくはⅣである．

シミのレーザー治療後の肌の反応や脱毛レーザーの治療前の診断にスキンタイプは重要である．同じエネルギーを与えても反応は全く異なる．スキンタイプⅠやⅡの欧米人のデータを元に我々日本人の治療を行うと必ず大きなトラブルになる．

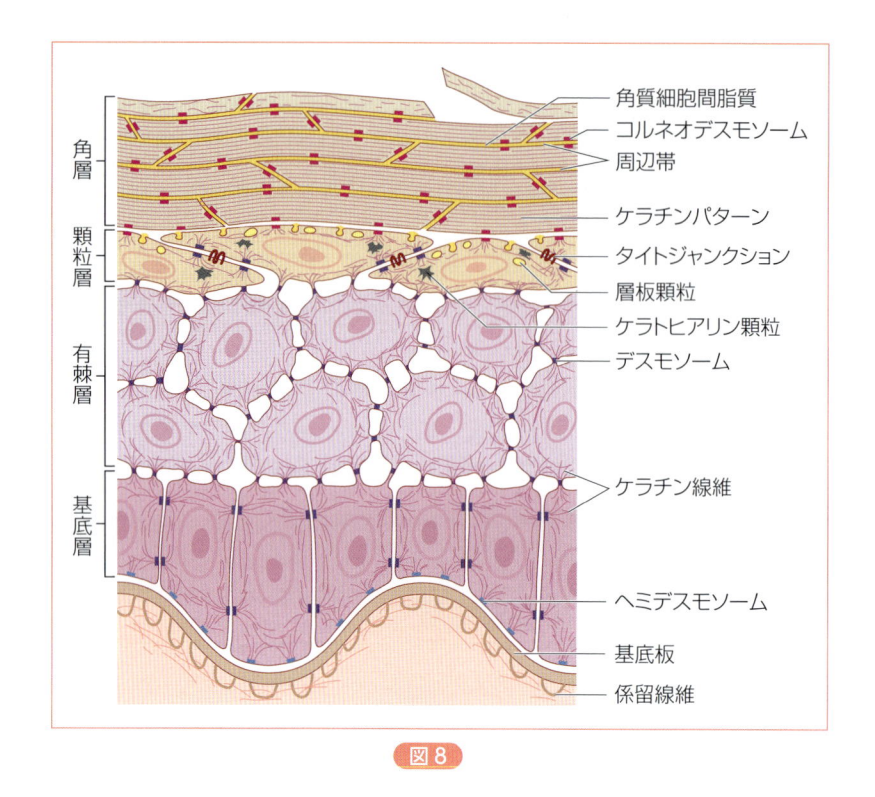

図8 のラベル:
- 角質細胞間脂質
- コルネオデスモソーム
- 周辺帯
- ケラチンパターン
- タイトジャンクション
- 層板顆粒
- ケラトヒアリン顆粒
- デスモソーム
- ケラチン線維
- ヘミデスモソーム
- 基底板
- 係留線維

左側の層:
- 角層
- 顆粒層
- 有棘層
- 基底層

**図8**

## （2）皮膚の構造（図8）

　皮膚の最表面には表皮がある．表皮は厚みが約 0.2 mm 程度であり，ほとんどがケラチノサイト（角化細胞）で構成され，他にメラノサイトやランゲルハンス細胞がある．角化細胞と言っても角質という意味ではない．表皮は最底面の基底層にある基底細胞から分裂し，有棘層，顆粒層，角層へと分化する．それぞれの層で脂肪の形態が異なり，表層の角層は扁平に広がっており，これが脱落して垢となる．ここまでの過程を俗に肌のターンオーバーと言う．

　実際にはその上に皮脂膜などもある．

　基底層には一層の基底細胞があり，これが表皮の幹細胞となる．分裂可能な唯一の皮膚の細胞である．この細胞に（主に紫外線などのダメージによる）異常があればメラノサイトがメラノソームを送り込んで細胞核を保護する（メラニンキャップ）．

　ところで，メラニンを産生するのはメラノサイトであるが，実際にはメラノサイト内の細胞内小器官であるメラノソーム内で合成される．樹状細胞であるメラノサイトはその樹状突起を伸ばして基底細胞にメラノソームを送り込む．

　メラニンは美容にとっては敵であるが，人体にとっては味方である．強い紫外線などのダメージで細胞核の DNA が損傷を受けるとケラチノサイトがメラノサイトにその情報を送り，メラノサイトからメラニンのぎっしり詰まったメラノソームを受け取るのである．

　メラニンとメラノサイトとメラノソーム，きちんと理解しておく必要がある．

有棘層は5〜10層程度の有棘細胞からなる．その上の顆粒層は2〜3層で構成され，顆粒細胞はケラトヒアリン顆粒を含んでいる．この中の成分が角層の分化の過程で徐々に分解され，上層にて角質の天然保湿因子になるとされる．他にも顆粒細胞から角質細胞に分化する際に角質細胞間脂質(セラミドやコレステロールなど)が分泌されるなど，肌の保湿に重要な役割を担う．

最表層の角層は核を失った角質細胞が層状に織りなして構成されている．各層が外界からの異物侵入を防ぎ，また表面からの水分蒸散を防いでいる．

真皮は乳頭層，乳頭下層，網状層からなる肌を支えている構造物で膠原線維(コラーゲン)，弾性線維(エラスチン)という線維成分と，その間を埋めるようにある細胞外基質(extra cellular matrix；ECM)からなり，それらを産生する線維芽細胞も存在する．もちろん，その他にも血管，リンパ管，神経線維，その他の皮膚付属器(汗腺，脂腺，毛包，立毛筋など)もある．

膠原線維は真皮内の結合織の9割ほどを占める．張力に強く，まさに皮膚を支えている物質と言える．もちろん皮膚以外に骨や皮下脂肪にも多量に存在している．弾力線維は名前の通り弾力に関わる線維であり，顔面や頭部では他の部位よりも割合が多い．細胞外基質を構成する成分はヒアルロン酸などのグリコサミノグリカン(酸性ムコ多糖類)やプロテオグリカン，フィブロネクチンなどであり，特にヒアルロン酸は水分を保持する機能が高く，真皮の保水に大きな役割を持つ．

化粧品で保湿と言えばコラーゲンとヒアルロン酸である．両者とも塗布しても皮膚の深部に取り込まれて自分のコラーゲンに変わるわけではない．コラーゲンやヒアルロン酸が真皮の保水に大きな役割を持っているわけで，その保水の機能を利用しているだけ，そもそも肌の表面にはコラーゲンもヒアルロン酸も存在しない．

保水と保湿は異なる．保水するとは hydrate であり，保湿するとは moisturize．保水とは水分子を含ませること．真皮内に水を溜め込んでいる状態を指す．保湿は潤いであり，角質に水分が多い状態．保水されても保湿はされない．乳児湿疹でガサガサの赤ちゃんでも肌はプルプルしているのが保水された肌である．

## （3）皮下脂肪

皮下脂肪は結合組織隔壁で囲まれた中に脂肪細胞が存在し，集合して小葉を形成している．脂肪層は単に脂肪を貯留する機能や保温，クッションとしての役割のみならず，サイトカインを産生し，真皮にも影響を及ぼしている．脂肪細胞は間葉系細胞の代表たるもので，再生医療においては脂肪幹細胞が非常に注目されている．

## （4）顔面の解剖と加齢性変化

前述したように，美容皮膚科は皮膚のみを扱う時代ではない．美容医療と同義であり，顔面であれば骨も含めてすべての構造に何らか施術を加えることも多い．そのためダイナミックな解剖を熟知する必要がある．

顔面の構造には大きく分けて皮膚，浅層脂肪組織，筋-腱膜様組織(SMAS)，表情筋，深層脂肪組織，骨がある．そして単純な層構造をしているのではなく，これらをつなげ支え

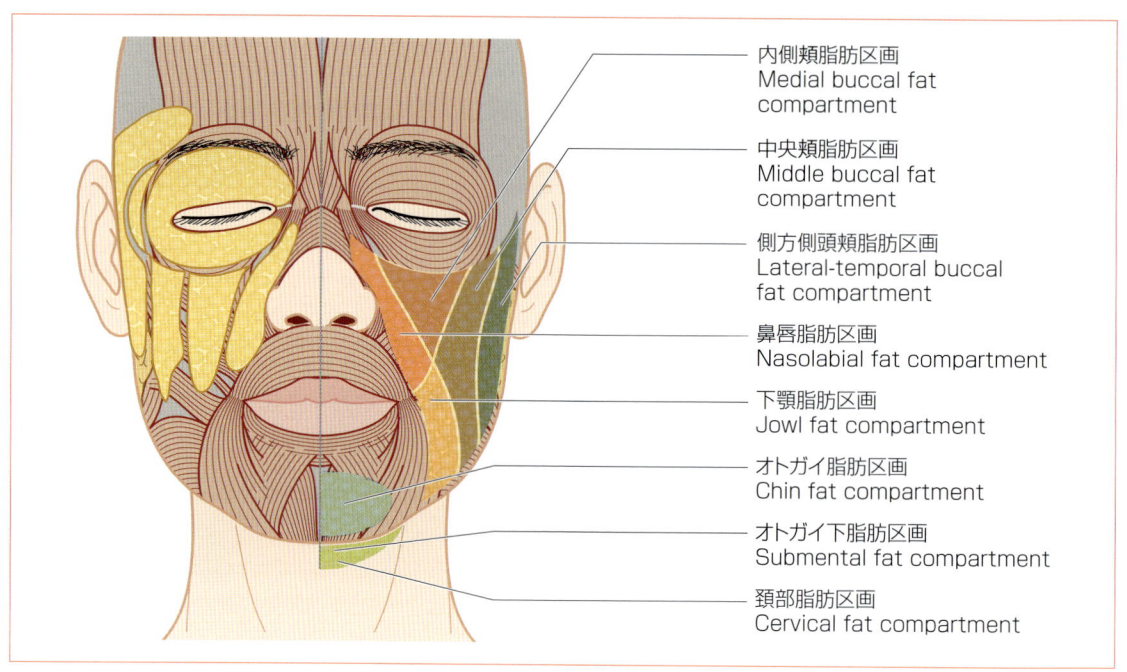

内側頬脂肪区画
Medial buccal fat compartment

中央頬脂肪区画
Middle buccal fat compartment

側方側頭頬脂肪区画
Lateral-temporal buccal fat compartment

鼻唇脂肪区画
Nasolabial fat compartment

下顎脂肪区画
Jowl fat compartment

オトガイ脂肪区画
Chin fat compartment

オトガイ下脂肪区画
Submental fat compartment

頚部脂肪区画
Cervical fat compartment

**図9** 顔面の浅層脂肪組織

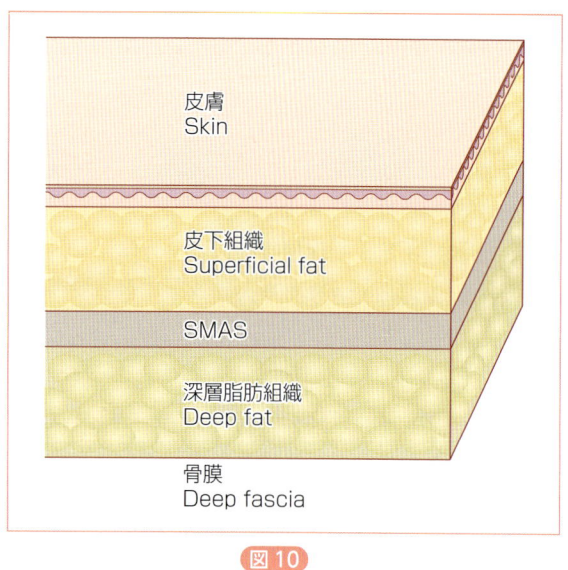

皮膚
Skin

皮下組織
Superficial fat

SMAS

深層脂肪組織
Deep fat

骨膜
Deep fascia

**図10**

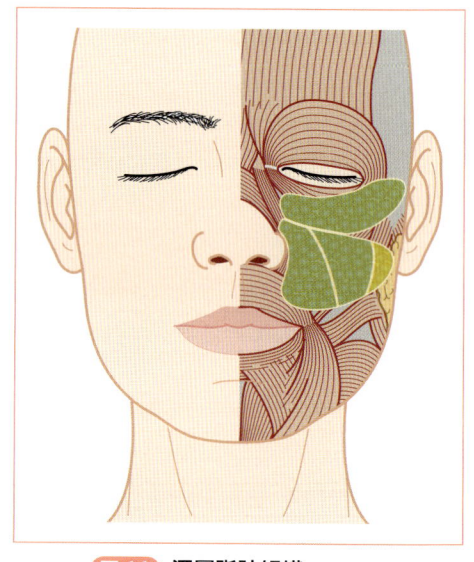

**図11** 深層脂肪組織

ている支持靱帯(retaining ligament)が存在する.

　皮膚は上述の構造の項で記述した通りであるが，顔面においては部位による厚みの差異が大きい.

　浅層皮下脂肪はいくつかの区画に区切られ, fat compartmentと称される隔壁がある(図9).

　SMAS(Superficial Muscular Aponeurotic System)は顔面にある腱膜様の組織である.しっかりした構造の腱ではない.生下時には表情筋と一体となっているが，表情筋が発達

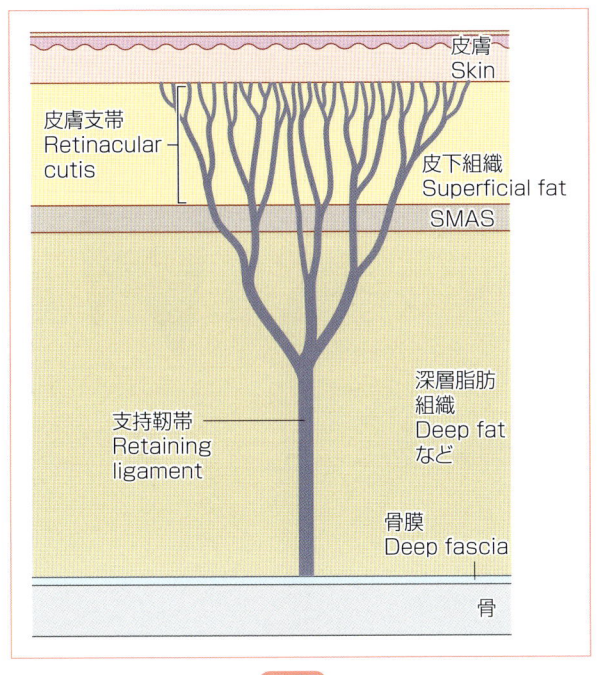

図12

していくとともに分離するとされる．明確に認められるのは頬下方外側部である．フェイスリフト手術を行う際に最も強い牽引源となる．

　深層脂肪組織は浅層脂肪と SMAS で区切られ，やはり fat compartment で区切られる（図10，11）．

　支持靭帯は顔面骨や深部の組織などから起始し，皮下に行くにつれて広がりを持ち，皮膚支帯（retinacular cutis）という枝葉状の構造になり，線維状に皮膚を支える（図12）．

　加齢によって，皮膚をはじめとする構造物は密度が疎となる．皮膚であれば菲薄化し，コラーゲンなどの線維組織やヒアルロン酸の減少を伴い，水分を失っていく．皮下脂肪も萎縮（浅皮下脂肪は増加することもある），皮膚支帯の減少とともに弾力を失っていく．骨は萎縮し，形状が変化する（図13，14）．

　実際に加齢による顔面の変化は弛緩と萎縮の2面から成り立つ．つまり皮膚や皮下脂肪がタルミ，骨も（もちろん皮膚や皮下脂肪も）萎縮するのである．さらに支持靭帯は付着している骨などの支えを失い，ダイナミックに顔面のタルミが生じていく．

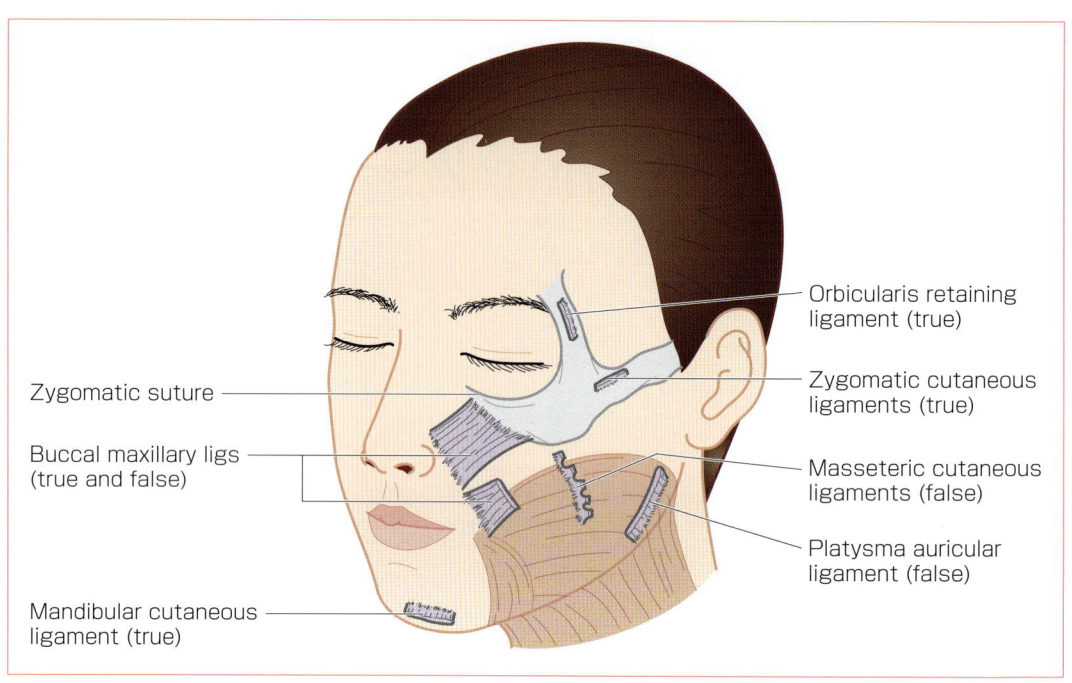

**図13** 支持靭帯（retaining ligament）

Orbicularis retaining ligament (true)

Zygomatic cutaneous ligaments (true)

Masseteric cutaneous ligaments (false)

Platysma auricular ligament (false)

Zygomatic suture

Buccal maxillary ligs (true and false)

Mandibular cutaneous ligament (true)

---

- 各層ごとに変化が起こる。基本的には萎縮と成分密度の低下：つまりあらゆる「粗鬆症」

| 皮膚 | 脂肪組織 | 筋肉 | 骨 |
|---|---|---|---|
| 皮膚構造の萎縮、つまりコラーゲンなど線維構造の減少、菲薄化，弾力性の低下 | 脂肪の蓄積や萎縮はあるが、索状構造の弾力低下、組織全体の脆弱化 | Tonusの変化（過緊張や弛緩）、筋構造の変化 | 骨密度の低下、萎縮によるボリューム低下 |

これら構造物を貫く支持靭帯の脆弱化

**図14** 加齢によるタルミ

## 美容医療とフェラーリ

　美容外科医はフェラーリに乗っている．そんなイメージがあると思う．実際にそのようなドクターも多い．

　ただフェラーリを買う目的は何だろうか．モテるから買うのか，投資で買うのか，それとも本当に車が好きで買うのか．実際には100％どれかではなくて，その割合が人によって違うのではないだろうか．モテたいだけじゃなくて，やっぱり純粋にフェラーリは格好いいと思ったり，官能的な音に痺れたり，走りに酔いしれたり，でもリセールバリューは素晴らしいし，なかなか手に入らないという希少価値もある．もし買ったけどモテなかったら，目的がそこだったら嫌になってしまい売り払うかもしれない．

　さて，我々が美容医療を行う目的はなんだろうか．フェラーリを買いたいから？　儲かるからなのか？　それだけで美容医療にのめり込む医師は少数派であろう．もし儲けることだけのために美容医療の世界に入れば，途中で嫌なことがあった時にはやめたいと思ってしまうだろう．やはり好きでないと続かない．そして美容ならではの達成感に心を奪われたらやりがいも出てくるであろう．一方で，美容が好きだからこの世界に入ってくる医師でも，お金なんてどうでもいいとは考えていないはずである．やはり他の医療と比較して収益性は高い．もちろん競争は激しいし，将来ずっと安定しているかどうかは不明だが，ちょっとは儲かるものである．

　で，私はフェラーリに乗っているのかと聞かれると，買ったことも買う気もない．それくらいなら新しい機器を1台，キャッシュで買いたい．

　そう，それが偉いわけではなく，そもそもフェラーリに興味がない．同様に美容に興味がない医師はこの世界に入るべきではない．思ったほど甘くはない．

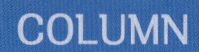

## 寿司屋とクリニック

　我々の領域は寿司屋に似ている．寿司屋では素材は同じ，魚である．

　コハダはコハダである（ピコ秒レーザーはどんなものでもピコ秒レーザー）．

　マグロはマグロであるが赤身やトロもある（ヒアルロン酸はヒアルロン酸だが硬さなどは様々）．

　しかし産地が異なると味も異なる（米国製，韓国製）．

　そして，まずは市場に出向いてよい魚を選び（よい製品を選び），素材をどう調理して握るか，魚を見極めて考える（どう診断してどう治療法を決めるか）．客の好みや腹具合を聞いて握る（注入まで OK か，どんな変化まで OK か），そしてもちろん予算も重要（同じ）．

　どこを目指すのか，ミシュランガイドに載るような特別な寿司屋なのか，街の気楽な寿司屋なのか，チェーン展開するのか．特別な寿司屋になるには努力も実力も必要，メディアを使って一流のフリをしてもすぐに化けの皮は剝がれる（有名なクリニックは顧客もよいが，その地位に立つには修行も努力も，そして常に勉強も必要）．街の気楽な寿司屋はフレンドリーで安くて気軽で，天ぷらや鍋も食べられる（保険診療の皮膚科など）．どれかが正しいわけではない．

　寿司職人は技術だけで成り立つわけではなく，腕のよい職人は魚の知識も豊富で，産地や食べている餌だってわかっている．きちんと勉強している．クリニックも同じである．目先の技術だけではなく，基礎知識を身につけて土台をしっかり確立しないと長くは続かない．

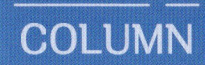

## 肌には2つの脂，3つの水

　人の体には多くの脂や水がある．そのうち肌には2つの脂，3つの水が関与している．まず最表層には皮脂が膜を張っている．そして角質間の脂があり，この脂は角質間脂質と言う．これによって捉えられる水は表面の保湿に大きな影響を与える．そして真皮には保水（保湿ではない）のための水が大量にある．真皮を構成する主要な成分であるコラーゲンやヒアルロン酸は非常に水を溜め込む性質を持っている．これによって保水がなされており，この性質を利用して化粧品にヒアルロン酸やコラーゲンが成分として用いられる（肌の中に入って自分のコラーゲンになったりはしない）．そして皮下には大量の水，間質液が貯められる．多すぎるとむくむ．

　洗顔では2つの脂を分離して落とすことは難しく，洗うと両方取れてしまう．皮脂膜は皮脂分泌によってすぐ回復するが角質間脂質は表皮のターンオーバーによって作り出されるのですぐには戻らない．洗いすぎがよくないのはこれが理由である．メイクが落とせて，皮脂膜が取れて，角質間脂質が残る，これが理想であるし，洗顔料はそうなるべく工夫はなされているが，なかなか難しい．水に関して，医師は保湿と保水を混同する傾向にある．真皮に水分を含ませるような治療をしてもダイレクトには保湿はされない．保湿は角質に対してのものである．乳児の湿疹で表面がガサガサしても老人のようなハリのない肌にはならない．角質の水分と真皮の保水は異なる．若さとは保水力と程よい間質液によって成り立ち，肌のきれいさはこれに加えて保湿力である．そのためにはそれを保つ脂も重要である．

# さあ美容皮膚診療をやってみよう

**＜総論＞**

# さあ美容皮膚診療をやってみよう

## どのような美容皮膚診療を目指すのか?

　美容医療のみで飯を食っていこうというプロ思考の医師もいれば，保険診療の合間にスタッフ任せで美容皮膚科的な治療をしていきたいと考える医師もいるであろう．フローチャート式にどの分野まで手を出すのかを考えてみたい（図15）.

　もちろんこのチャートがすべてではなく，皮膚科の保険診療をバリバリにしつつも美容もしっかりという医師もいる．要は本人の興味次第である．ただ，知識も責任もないのに手を出してもトラブルになるし，またとりあえず機器を購入してみるが興味はない，となると尻すぼみに機器を使わなくなる．

─────── ｺﾗﾑ ───────

　一般皮膚科で保険診療をしつつ美容医療を行う場合，時に大成功を収める医師がいる．ほとんどの場合，美容が大好き，機器が大好きなど，その医師のキャラクターが大きな要因である印象がある．成功だけ夢見て美容には興味はないというスタイルではそうそう上手くいかない．たまに凄腕の看護師がいて，美容診療を牽引してくれることもあるが，やはり限界がある．興味があって勉強し，技量があれば，どんな地方でも成功している．ただ，保険診療も自由診療も成功するとなると本人の多大な努力が必要であるし，多忙を極めるであろう．お金のためだけなら力尽きそうな気がする．

## 機器による治療

### 1. 機器治療とは

　機器治療とは，表層のケアをする機器以外はすべて皮膚や皮下に対して大なり小なりダメージを与えるものである．魔法のように細胞レベルまで若くなる機器などはない．茶色や赤色などの色素の異常はその色素に反応しやすい光・レーザーを照射して選択的に破壊する．水分に吸収される赤外線領域の光は皮膚を蒸散させることで，腫瘍性病変などを取ることができる．シワやタルミなどでは，例えば熱を真皮に与えれば真皮の線維性結合組

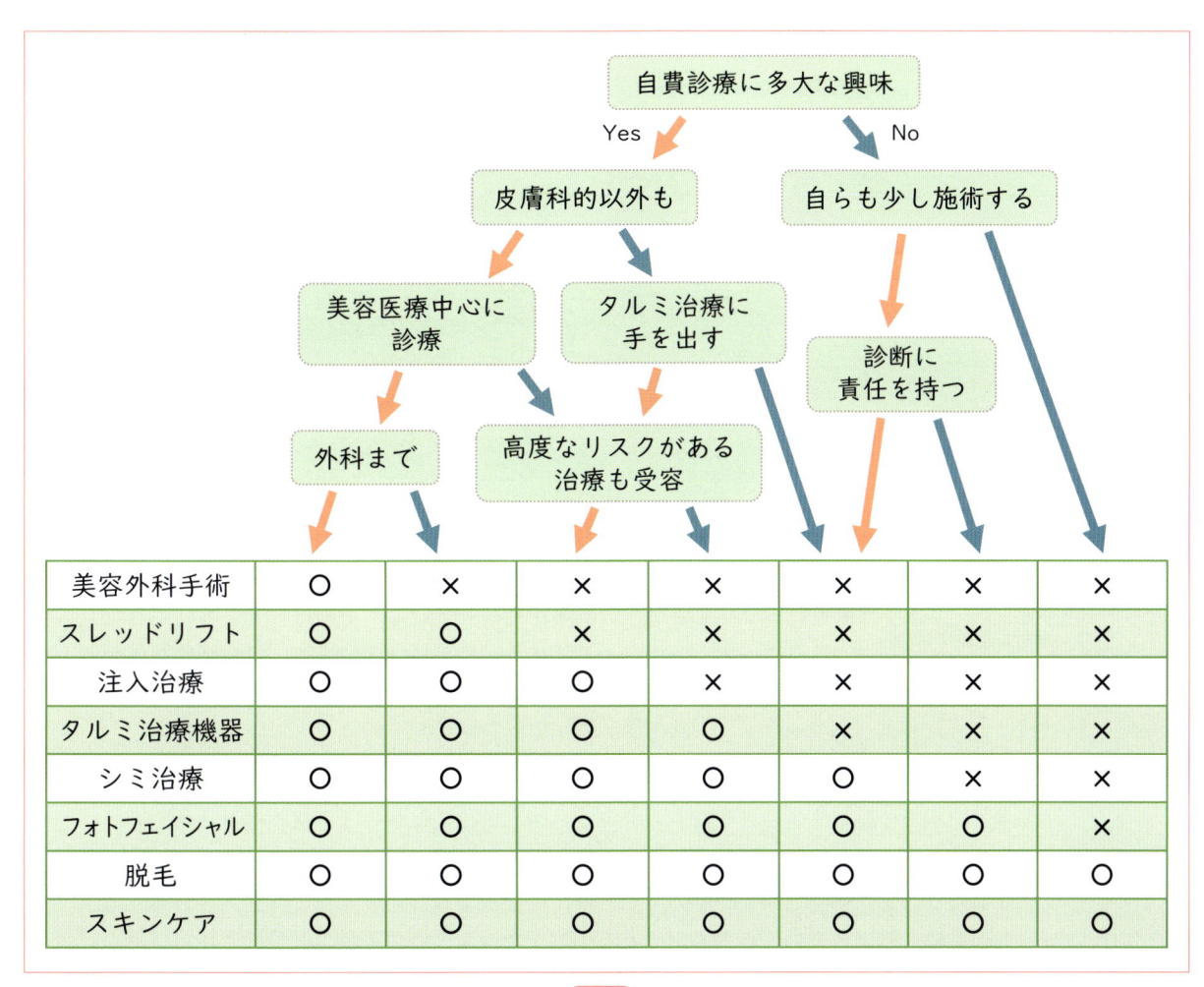

図 15

織に傷がつき，鉄板の上のステーキが縮むのと同様の変化をする．さらには体が傷を回復させようと創傷治癒機転が働くことで新しい線維が産生される．そこまでいかない軽いものでは線維組織産生の刺激となる．

　表層のケアのための機器はピーリングという角質などを剥がすことでターンオーバーを促す機器や薬剤の導入を行う機器が主である．これらは侵襲が少ない．

　ざっくり書くと上記のような感じになるが，実際には個々の機器で理論は異なるので，後で詳細に解説する．

## 2. 機器治療の法的問題点

　機器を用いた治療には，リスクの少ない簡単なものとプロ向けのやや知識や経験を要するものがある．また施術するのは医師なのか看護師なのか，これらはグレーゾーンも多々

| | | | | | | | |
|---|---|---|---|---|---|---|---|
| 美容外科手術 | ○ | × | × | × | × | × | × |
| スレッドリフト | ○ | ○ | × | × | × | × | × |
| 注入治療 | ○ | ○ | ○ | × | × | × | × |
| タルミ治療機器 | ○ | ○ | ○ | ○ | × | × | × |
| シミ治療 | ○ | ○ | ○ | ○ | ○ | × | × |
| フォトフェイシャル | ○ | ○ | ○ | ○ | ○ | ○ | × |
| 脱毛 | ○ | ○ | ○ | ○ | ○ | ○ | ○ |
| スキンケア | ○ | ○ | ○ | ○ | ○ | ○ | ○ |

表 1　未承認機器の注意点

- 厚生労働省が効果を認めた，安全性を認めたものではない．
- あくまで医師個人が，患者に対して必要性があり，承認品では得られない効果があると判断したもの．
- 未承認であること，医師個人輸入の重さを理解して使うべき．承認品と同じ感覚で用いることはできない．
- あくまで医師が個人で輸入するものであり，輸入した後も医師の責任は重い．
- トラブルがあっても国内の企業に責任はない．医師個人の責任のもと輸入したもの．
- 転売は不可．たとえ閉院しても．ずっと関与しなければならない．

ある．例えばレーザー脱毛は厚生労働省の談話として看護師施術が容認されている．しかし光治療や高周波などについてはそのような発言はない．昨今ではエステでのトラブルなどから，HIFU は医療行為であると厚生労働省が通達している．その根幹となるのが長年にわたって慣習のようになっている医師の個人輸入に関わる問題である．医療機器や薬剤は本邦では承認に時間とお金がかかるのが通例である．他科に比較して市場規模がはるかに小さな美容医療機器ではそれに値するだけの台数は販売できないし，細かい仕様変更が頻繁に行われ，その度に承認を取り直す必要も出てくる．そのため医師が自己責任において機器を個人で輸入することが許されている．少し前まではレーザー脱毛機器でさえも承認は得られなかった．個人輸入ができなければ日本の美容医療は世界でも大きく遅れていたであろう．また承認されないということは医療機器ではないので，これをエステ向けに海外から輸入しようという動きも出てくる．厚生労働省と経済産業省とではこれらに対するスタンスは大きく異なる．結果，日本のエステティックサロンは世界でも類を見ないほど様々な機器が使えたのである．最近ではこれらの問題が大幅に改善され，医療機器としての承認が取りやすくなってきた．ただし，エビデンスの不確かなタルミに関わる機器などは承認を取るのがまだ難しい．また我々の業界の機器メーカーは小さな会社が多いので，承認を取るだけの財力のみならず法規に詳しい職員を採用するだけの力もないことが多い．マイナーな機器はこれからも未承認であり続けるであろう．

　合法，違法，グレーゾーン，承認，未承認と実に複雑な世界ではあるが，我々はこれらを理解して機器を用いなくてはならない．

　そして大事なことは未承認機器を輸入した場合は，建前上すべてが自己責任である．機器が原因で患者にトラブルが生じても国内企業への責任追及は一切できない．会社はあくまで個人輸入の手続きを代行してくれただけである．また中古品としての販売も原則できない（表 1）．

## 3.　エネルギー

　臨床で我々が使うエネルギーソースは電磁波（光，高周波など），超音波，プラズマなど

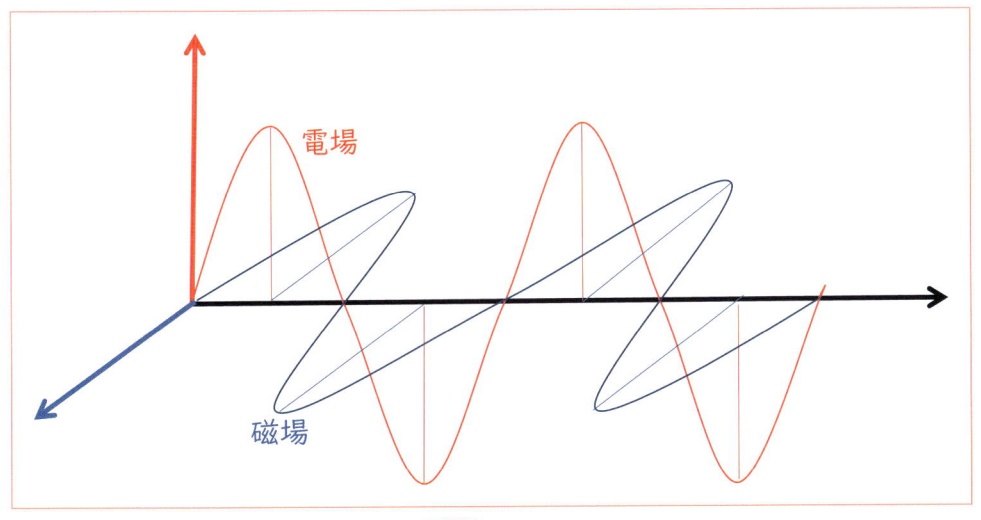

図 16　電磁波

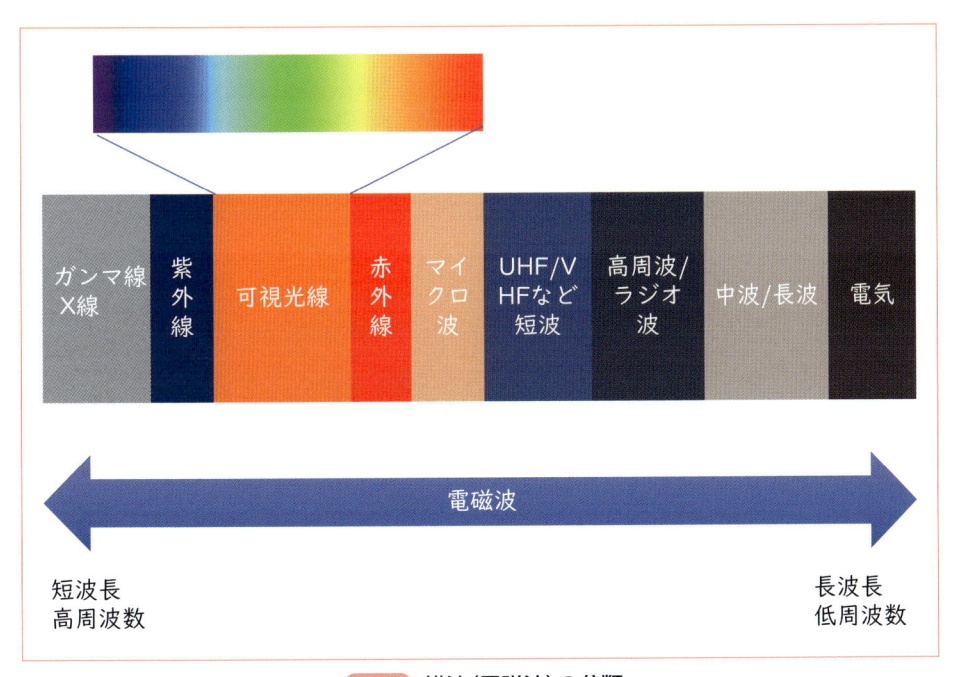

図 17　横波（電磁波）の分類

である．エネルギーとは何かという理解が必要である．

## （1）電磁波

　電磁波は電場と磁場を持つ波（横波）で（図 16），X 線，光，マイクロ波，高周波，電気などが含まれる．人間がその特性で勝手に分類しているだけで，連続した波長（周波数）の図を書くとわかりやすい（図 17）．

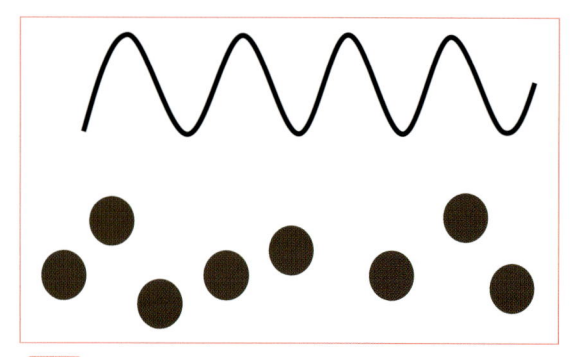

図18 電磁波は波と粒子の2つの性質を持つ(量子力学).

なお波長×周波数＝光の速度である．光は波長で表記され，高周波や電気などは周波数で表記されることが慣例である．

波長帯(周波数域)によって，異なった特徴を持つが，電磁波は粒子と波の性質の二面性を持つ(図18)．

粒子の性質は主に光の領域で現れる．光の領域は波長が短い(周波数が大きい)．振幅が非常に激しい．振動の影響よりも粒子のエネルギーが強く反映される．波の性質は高周波や電気の領域で主となる．振幅が緩やかで波長が長い．

激しく短い波長で振動しているのと，ゆっくり長く振幅しているのとの違いである．しかし量子力学的には粒子と波の両方を同時に持つので，あくまでイメージとして理解していただきたい．

また同じ帯域であれば一般に波長が短いほど(周波数が高いほど)，浅い部分にエネルギーが留まる．

## (2) 光

短い波長はX線で，それより長くなると紫外線と呼ばれる．紫外線のうちごく短い波長の真空紫外線はほぼ放射線のような強いエネルギーを持ち，可視光線に近い，長い波長側は近紫外線とも呼ばれ，UVC，B，Aで，おおむねBあたりから地表に降り注ぐ．つまりCは短い波長なだけに強力で人体に大きな害がある(図19)．

可視光線は短い方から大まかに紫，青，緑，黄色，赤となっていく．赤より長いと赤外線となる．赤外線は水に吸収されやすい．

またUVAと可視光の短い波長，つまり紫色光は隣り合っており，人が自分が見えないからと言って勝手に隔てているだけで(動物によっては紫外線も見える光)，弱くなるがUVAと同様の作用が働く．

### コラム

UVCまでの短い波長は大気によって遮断されるからこそ生物は地球上で生きていける．逆に紫外線は殺菌効果があるのである．しかし短い波長はやはり有害であり，曝露される最も短い波長帯であるUVBは皮膚に大きなダメージを生じ得る．人体は体毛に覆われないので，進化の過程で紫外線を防御するべくメラニンを生成する能力を獲得したのではないだろうかという説もある．

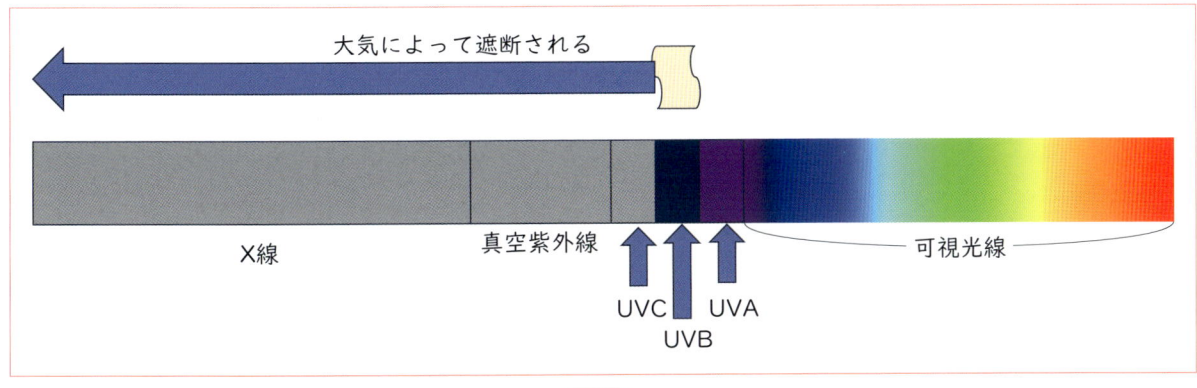

図19

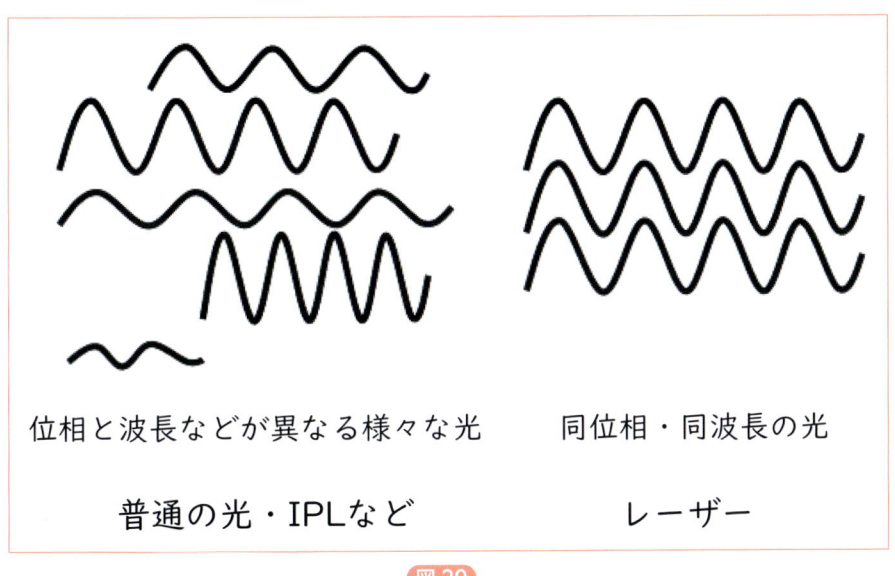

位相と波長などが異なる様々な光　　　同位相・同波長の光

普通の光・IPLなど　　　　　　レーザー

図20

## (3) レーザー

　LASER（レーザー）という言葉は造語である．Light Amplification by Stimulated Emission of Radiation の頭文字を取っている．誘導放出による光の増幅放射である．この用語だけでは難しくて理解できない人がほとんどであろう．詳しく理解したい人は私の書籍『イチからはじめる美容医療機器の理論と実践 改訂第2版』を読んでいただきたい．レーザーはレーザーポインターのような小さなペン型の装置からでも発振できるが，我々の用いるレーザーは非常にエネルギーが高く，また短い時間の照射を要するものが多く，大型の装置となる．

　基本的なこととして知るべきなのはレーザーという光の性質である．レーザーは人工的な光で，自然界には存在しない．「ほぼ」単一の波長で，質がよい光線（位相が揃っているなど）である（図20）．フォトフェイシャル，IPL と言われる光とは全く違うものである．

表2 様々なレーザー媒質

| ・気体 | ・液体 | ・固体 |
|---|---|---|
| 炭酸ガス($CO_2$) | ダイ(染料，色素) | ルビー |
| ヘリウムネオン | | アレキサンドライト |
| エキシマ | | Nd:YAG |
| 銅蒸気 | | Er:YAG |
| | | Ho:YAG |
| | | Er:glass |
| ・ダイオード(半導体) | | ツリウム |

**表3 レーザーの性質**

- **色**：物質の色・性状によって吸収されやすい波長は異なる．
- **パルス幅**：物質のサイズによって壊れる，変性するまでに必要な照射時間は異なる．
- **エネルギー**：物質の強度によって壊れる，変性させるために与えるべきエネルギー量は異なる．

人の集団で喩えるなら，人の背の高さがまちまちで色々な方向へ動いている，歩幅もまちまちであるのが通常の光．同じ背の高さで同じ歩幅，動き出す方向も同じ，行進しているのがレーザーである．

レーザーは単一波長が1つの光でまっすぐ進むもの（いわゆるレーザービーム）であるという誤った理解が多い．集光もできるし，拡散もできる．

このレーザーの波長はレーザー光を作り出す装置の材質によって決定される．この材質には気体（炭酸ガス，ヘリウムネオンなど），液体（染料であるローダミン色素など），固体（ルビー，アレキサンドライト，Nd:YAG など），半導体などがある（表2）．

また同じ材質でもいくつかの波長を得ることができる．

さてレーザーで何ができるのであろうか．医学分野以外でも実に様々な分野（工業加工，情報など）で用いられているが，医学の分野ではほとんどの場合，生体に吸収させて何らかの反応を得ている．多くの場合には物質が光のエネルギーを吸収すると，そのエネルギーが熱へと変換され，加熱することによって組織に変性を生じさせる（光熱作用）．また急激な光の吸収によって熱膨張を生じて衝撃波が発生し，非熱的な破壊を生じる（光音響作用）．なお光音響作用は衝撃波による破壊であり，その他の非熱的な破壊を含んだ光機械的作用に属する．他にも化学的な作用など様々なものがある．

これら光の反応としては色，照射時間，強度の3つの要素を考える必要がある（表3）．
①物質の色・性状によって吸収されやすい波長は異なる：色
②物質のサイズによって壊れる，変性するまでに必要な照射時間は異なる：パルス幅
③物質の強度によって壊れる，変性させるために与えるべきエネルギー量は異なる：
　エネルギー

これらを利用した反応によって熱や音響的な力で物質を破壊もしくは変性させる．それぞれについて解説する．

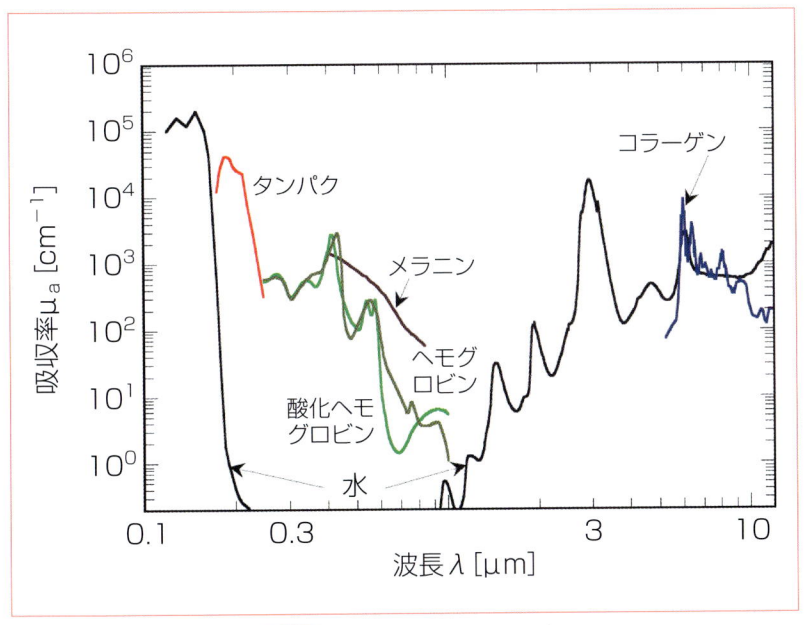

**図 21** **各種物質の光吸収曲線**

(Vogel A, Venugopalan V：Mechanisms of pulsed laser ablation of biological tissues. Chem Rev, 103（2）：577-644. 2003. より)

### ①色について

#### 光の皮膚への透過性

　X線は波長が非常に短くて，強透過性を持つが，近紫外線は表層で吸収されやすい．以後は可視光線領域において波長が長くなるにつれて深達しやすくなる．

　しかしここには水の存在が大きな影響を与える．赤外線領域のように波長が長くなるほど水への吸収が増していくので，深達しにくくなる．

#### 光と吸収

　光が物質に当たると物質に吸収されずに反射した光の波長を我々の目は捉えて色として認識する．すべての光を反射すれば眩いばかりの白色に見え，すべてを吸収すれば暗黒の黒色に見える．

　メラニンは黒い色をしている．つまりメラニンはほとんどの色を吸収する．

　基本的に人体における光を吸収する物質（クロモフォア）はメラニン，ヘモグロビン，水が主である．どの波長の光がこれらに吸収されやすいかは吸収曲線で表される（図21）．他にタンパク，脂肪やコラーゲンなどもその吸収曲線がわかっているが，様々な見解がある．

　水の吸収率が高い赤外線は，人体の大半の成分である水を加熱し，結果として皮膚を加熱，蒸散する．

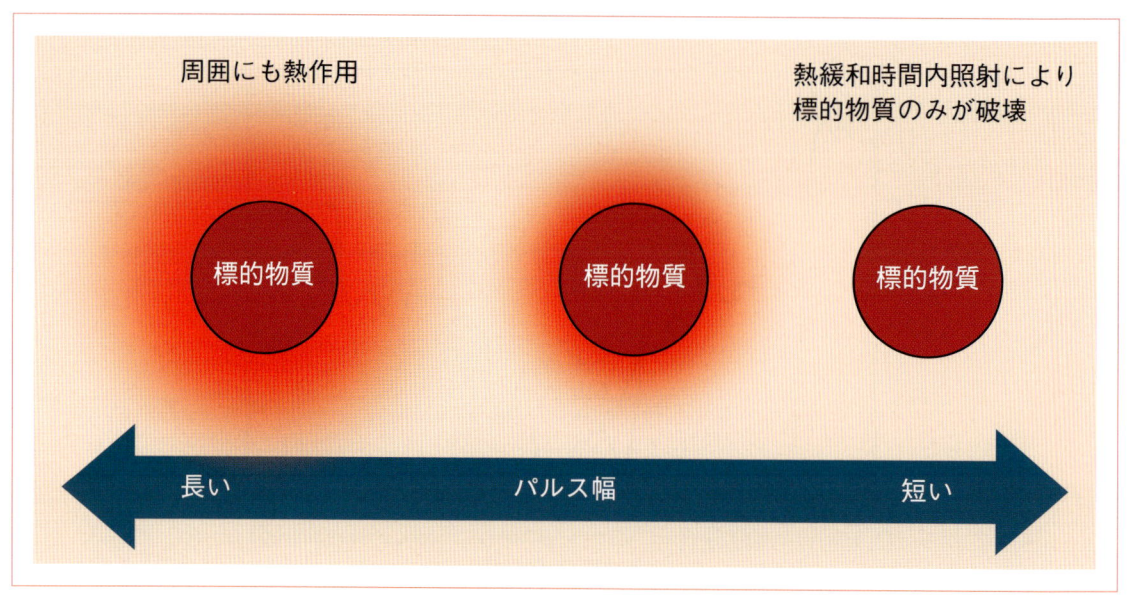

周囲にも熱作用

熱緩和時間内照射により
標的物質のみが破壊

標的物質　標的物質　標的物質

長い　　　　パルス幅　　　短い

**図22** 物質の破壊と熱緩和時間

### ②パルス幅（照射時間）の重要性

　レーザーは特定の波長を発振するのであるが，それだけが重要ではない．パルス幅ももう1つの重要な要素である．

　物質には個々のサイズがある．サイズが大きな物質を壊すにはより長い時間の照射が必要となる．しかし長すぎると周囲にエネルギーが広がりやすいので，せっかく吸収率の高いレーザーを照射しても特定のものだけが壊れることはない．周囲に熱が広がらない時間が重要であり，これを熱緩和時間と言う．吸収率を加味しつつ，熱緩和時間内の照射によって選択的に物質を破壊することができる（図22）．

　そして衝撃波で物質を破壊することもできる．物質に対して大きなエネルギーを与えて加熱すると，その時間が短いほど温度上昇が急激に起こり熱膨張が生じる．この膨張が非常に速いと超音波が発生し弾性波となって周囲へと広がる．この現象を応力閉じ込めと言い，閉じ込められることが衝撃波たる弾性波発生の条件である．例えるなら「ビンタ」のようなもので，同じ距離からゆっくり叩くと痛くもないが，素早く叩けば腫れ上がるほどのダメージを与えることができる．衝撃波によって非熱的に物質を破壊することができる．光音響作用と言われ，物質が壊れるなどの現象は光機械的作用と称される（図23）．

　この衝撃波もまた非常に短い時間のレーザー照射では物質内に止まり，周囲へと広がらない．これを応力緩和時間と称する．エネルギーが物質内部に留まる時間である．応力波自体が物質内に留まるのである．

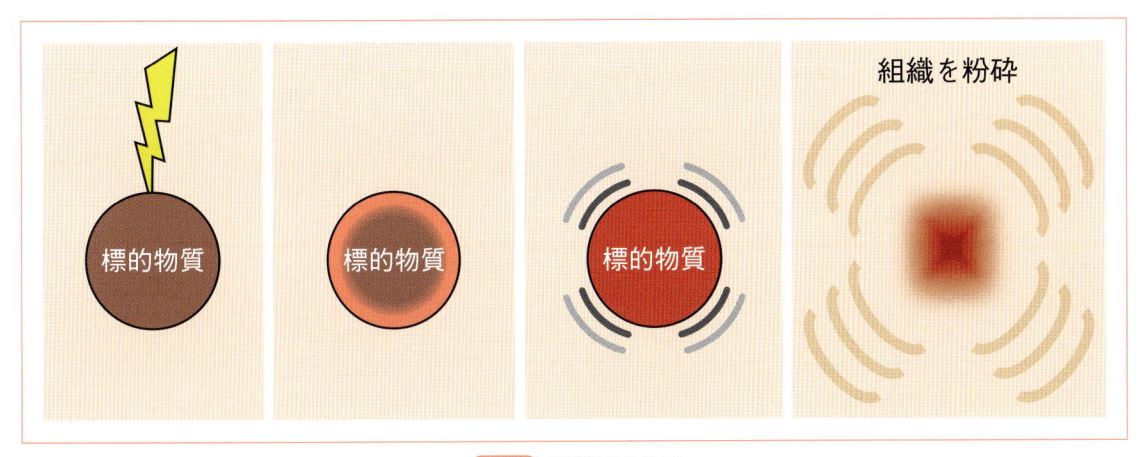

**図23　光機械的作用**

熱が伝わるよりも先に，衝撃波で物質を破壊

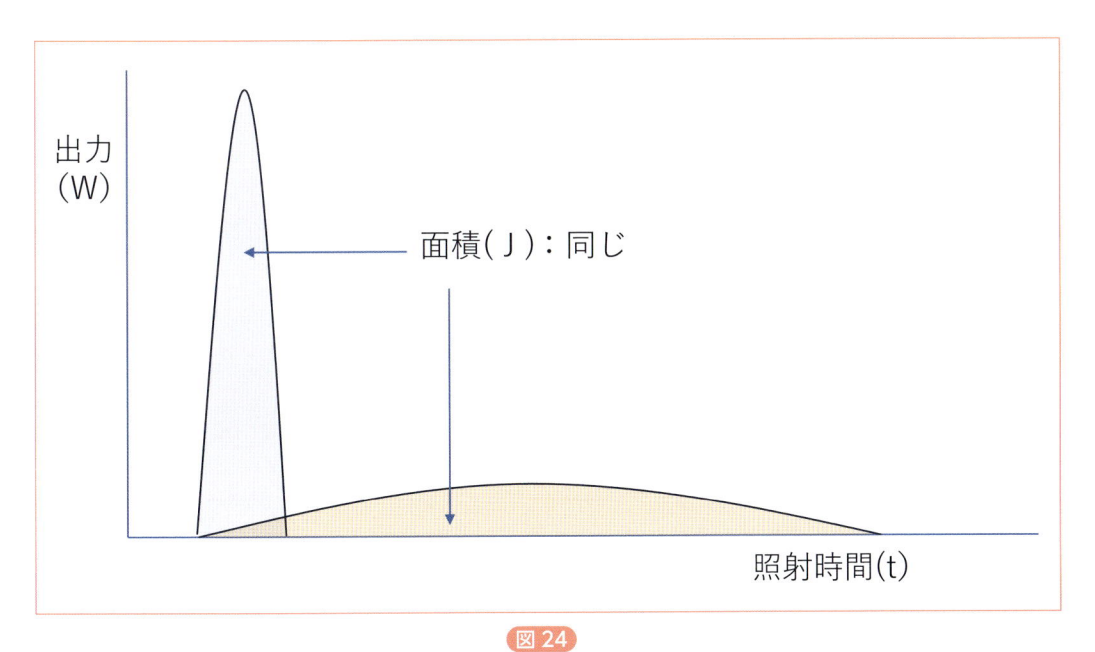

**図24**

同じエネルギー(J)を与える場合に，照射時間(t)が短いほど瞬間的なエネルギー(W)は強くなる．
J=W×t

### ③エネルギー量

　単に吸収されやすい波長，短い時間で照射しても物質は壊れない．破壊するに足るエネルギーを与えることも重要である．エネルギーは J(ジュール)で表されるが，これはあくまで仕事量であり，ゆっくりでも長くてもトータルの仕事量は同じにできる(図24)．

表4 選択的光熱融解（Rox Anderson, 1983）

| |
|---|
| ● **波長**：標的となる物質に選択的に吸収されやすい波長 |
| ● **パルス幅**：標的物質の熱緩和時間内での照射 |
| ● **エネルギー強度**：標的物質が破壊されるに足るエネルギー強度 |

実際にはJを時間で割ったものがW（出力，ピークパワー）であり，この大小が重要である．このWがある程度大きいことで物質は破壊される．

さらにこれを照射される面積で割ったもの（$W/cm^2$）が物質に与えられるエネルギーの強さである．またJを照射される面積で割ったもの（$J/cm^2$）がフルエンスと称される．これを出力と表現することもあるが，厳密には誤りである．低出力とはWが低いものを言う．$J/cm^2$が低くても低出力とは言わないで低フルエンスと言うのが正しい．

主にメラニン，ヘモグロビンが関与する疾患に対して，波長とパルス幅，エネルギー強度の3つの要素が揃った時，物質は選択的に破壊される．この理論が選択的光熱融解であり，Rox Andersonが1983年に提唱した理論である（表4）．これによって正常な皮膚に瘢痕を残さず，アザの治療が可能となった．

さらにはその光のエネルギーを物質の外にも広げて与えることによって，メラニンやヘモグロビンを含む組織を一塊として破壊することもできる．拡大選択的光熱融解という理論であるが，毛包（メラニンを含む毛に光熱作用を発生させ，毛包全体に熱ダメージを与える）や表皮（メラニンを含む表皮を破壊することで表在性のシミなどを熱変性させる）などがその対象となる．ただ，あくまで理論であり，その計算は複雑である．

───────────── コラム ─────────────

多くのショートパルス（マイクロ，ナノやピコ秒）レーザーは機器固有のパルス幅が一定であり，どのくらいの力で照射するかは$J/cm^2$で表記されているが，ついこれに惑わされてしまう．実際にはパルス幅を加味したもので与える出力の大小が決まる．出力は車と同じで馬力，Wである．

また中には$J/cm^2$を上げていくとパルス幅が伸びてしまう機種もある．Wは変わっていない．機器には出せる出力たるWに上限がある．そのため同じWで$J/cm^2$を上げるにはパルス幅を長くするのである．$J/cm^2$を上げたらなんでリスクが変わるのだろうと疑問に思ったら，単に強くしただけではなく，このパルス幅の数値をしっかりと見ることが重要である．Wが機器の性能なのである．

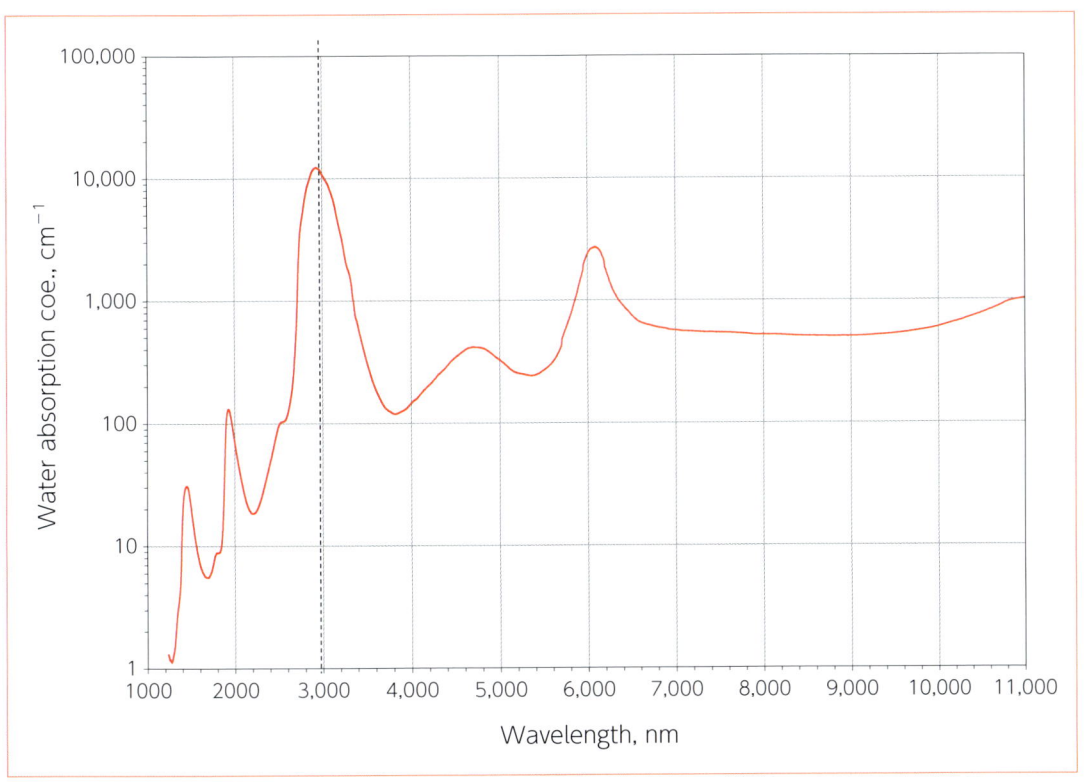

**図 25** 水への吸収と波長

・レーザーの種類

　色(吸収率)，パルス幅，エネルギーの強度によってレーザーは分類される．

・波　長

　前述のように波長によって吸収されやすい物質が異なる．

　古典的には水，ヘモグロビン，メラニンがある．その他，皮脂やコラーゲンなども吸収される物質として挙げられる．

水

　水は赤外線領域で吸収されやすい．近赤外線領域では波長が長くなるほど吸収されやすくなるが，単純な直線状ではなく，かなり振れ幅がある．水分子の振動によって吸収されやすい波長が決まっており，ピークは 3 μm あたりとなる(図 25)．組織の大半を占める成分である水に吸収される波長のレーザーを用いることで，表面にある皮膚を加熱する．

　さて，水に吸収されやすい波長のレーザーにはいくつかあり，Er:glass やダイオードを用いた近赤外線波長(1319 nm，1440 nm，1540 nm など)，3 μm(3000 nm)近傍(2940 nm の Er:YAG や 2790 nm の Er:YSGG)，遠赤外線(10600 nm の $CO_2$)などが代表的である(図 26)．ちなみに波長の数字や記号みたいなアルファベット(レーザーを発振する材料)は難

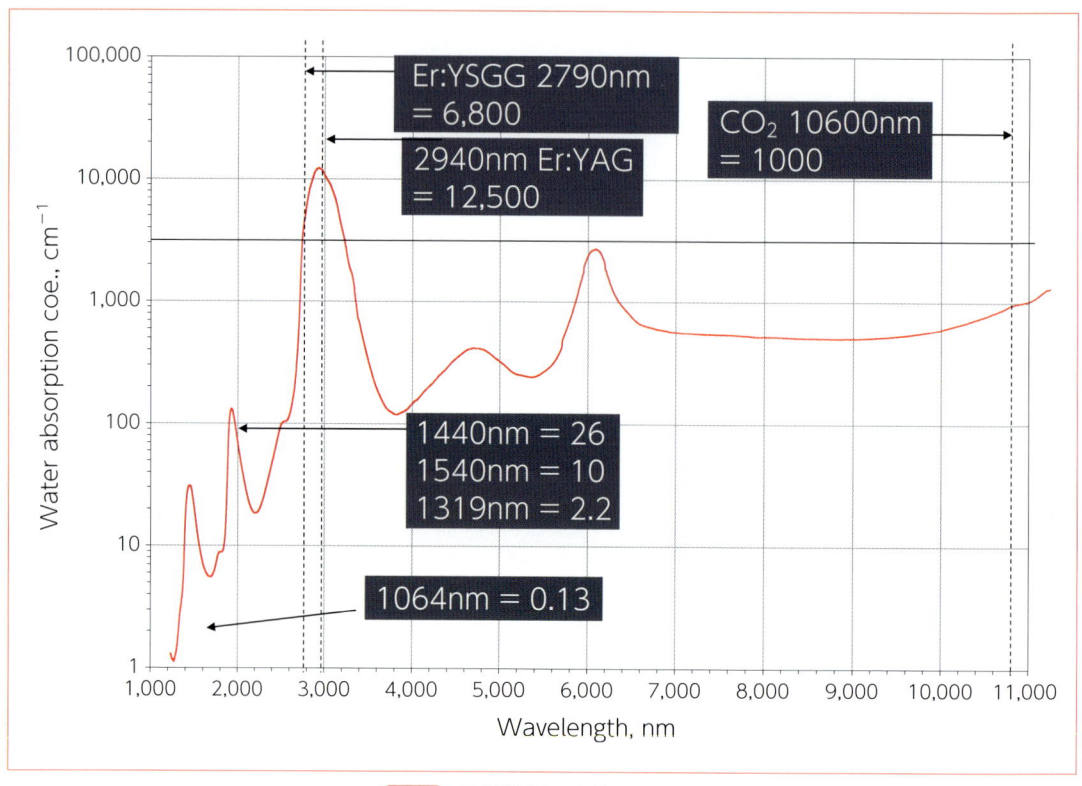

**図26** 各種波長の水分への吸収

しいようだが使われるのものは決まっており，丸暗記をしましょう．

近赤外線は水への吸収がそんなに高くないので，照射するとじんわりと組織が温まる．熱凝固が生じるのである．3 μm 付近のレーザーだと高い吸収率によって水が一瞬で加熱されるので組織が煙になって蒸散される．つまり皮膚が削られる．遠赤外線も非常に高い吸収率ゆえに蒸散するが3 μm よりは吸収率が低い．そのため蒸散だけでなく熱凝固も生じる（図27）．ただし，このあたりは次項のパルス幅とも関係してくる．瞬時に強いエネルギーで照射すれば熱凝固が生じにくく，3 μm と同じようになる．

### ヘモグロビン

ヘモグロビンは血管内を構成するタンパクの多くを占めるため，異常な血管に対する治療のターゲットとなる．血液中のヘモグロビンに光エネルギーを吸収させ，光熱作用によって生じた熱で血管壁を破壊する．つまり吸収される物質はヘモグロビン，破壊する標的は血管壁である．ヘモグロビンは水に吸収されにくい波長帯に高い吸収がある．ただし，ヘモグロビンは酸素と結合した状態（酸化：オキシヘモグロビン）：動脈血，そうでない状態（還元：メトヘモグロビン）：静脈血があり，当然ながら吸収には差が生じる．特に600～800 nm あたりではオキシヘモグロビンの吸収率は下がる．パルスオキシメーターではこの原理を利用しているそうである．オキシヘモグロビンには3つのピークがあり，415 nm，

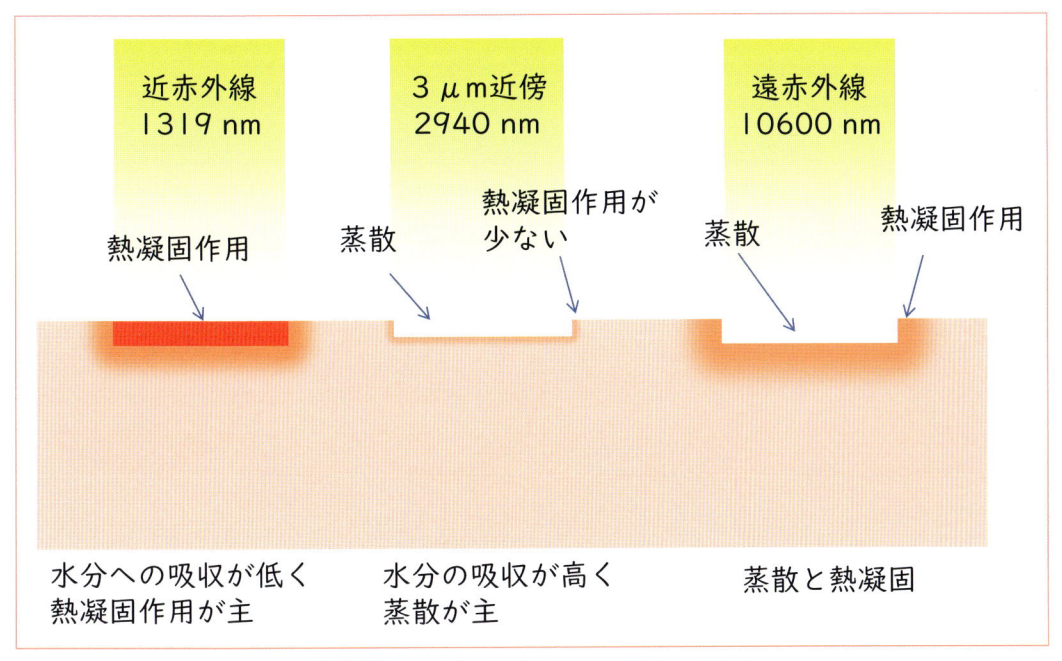

図27 レーザー照射における組織への影響

540 nm, 575 nm 付近となる. 波長が短ければ深達度が劣り, 実用的なのは 500 nm 台の波長である.

　吸収率(吸光度)と深達度のバランスを考えて 595 nm が臨床では用いられる. この波長領域は現在蛍光色素を用いてレーザーを発振している. 液体を用いた色素レーザー(ダイレーザー)である. 532 nm の KTP レーザーも用いられることがあるが, 吸収率は高いものの深達度に劣る.

　その他にも数 mm というような大きな血管径では, ヘモグロビンにはあまり吸収されない 1064 nm の Nd:YAG レーザーを用いる. これは, あまり吸収率(吸光度)が高いと表層でのみ吸収されて全体が焼けない, ランベルト＝ベールの法則というものに基づく(図28)のだが, 微妙な吸光度の波長の方が太い血管の治療には向いている. もちろん吸収率が低い分与えるエネルギーは大量であることが必要で, かつそのためにメラニン, 水へもあまり吸収されてはいけない(熱ダメージが生じてしまう). 絶妙なヘモグロビンへの吸収率というものが大事である.

### メラニン

　メラニンは短い波長ほど吸収されやすい. つまりは光の中では紫外線で最も吸収される. 進化の過程で獲得した優れた機能だなと感心する. さてメラニンへの吸収率が高い波長としては 532 nm KTP レーザーがある. しかしヘモグロビンへの吸収率も高いので, 切れ味がよいが, 選択的という意味では劣る. 最もよく用いられるのは 694 nm ルビーレーザー, 755 nm アレキサンドライトレーザー, また最近では 730 nm チタンサファイアレー

血液（ヘモグロビン）を介して血管壁が破壊される

| ヘモグロビン吸光度が高い波長 | ヘモグロビン吸光度が低い波長 | ヘモグロビン吸光度が高い波長 | ヘモグロビン吸光度が低い波長 |

細い血管径

太い血管径

吸光度が高いため，強い熱作用が生じ，血管壁が破壊される．

吸光度が低いため，熱作用は弱い．小さな標的では熱発生が不十分．

ほとんどが表層で吸収されるため全体に熱作用が生じない．

光は吸収されず透過するため，長いパルス幅で照射すれば大きな血管全体にじっくり熱作用が生じ，血管壁が破壊される．

**図28** パルス幅による熱作用の相違

**表5** パルス幅とレーザー

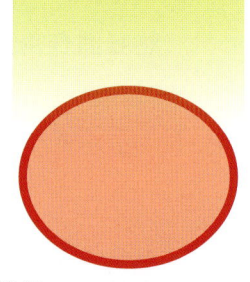

| | |
|---|---|
| ・ロングパルス　ミリ秒発振レーザー | |
| ・パルス　　　　マイクロ秒発振レーザー | 同じエネルギーを与える場合，パルス幅が短いほど出力は高い．つまり強い作用を有する． |
| ・短パルス　　　ナノ秒発振レーザー | |
| ・超短パルス　　ピコ秒発振レーザー | |

ザーも登場している．ヘモグロビンの吸収率が低く，メラニンの吸収率はほどほどに高い，選択的に吸収されやすい．

**・パルス幅**

　前述の選択的光熱融解理論（表4）や応力緩和時間内照射によってターゲットとする物質のみを破壊し，周囲に熱などの影響を与えない．これは過不足のない十分なエネルギー強度も必要である．

　パルス幅としては連続発振，ロングもしくはノーマルパルス（ミリ秒），パルス（マイクロ秒），短パルス（ナノ秒），超短パルス（ピコ秒）がある（表5）．

　同じエネルギーであればパルス幅が短いほど出力が高くなる．つまり短い時間で強力な力を用いて破壊が可能である．

　水（つまりは皮膚への光熱作用）に対してはパルス幅がマイクロ秒レベルとなるとかなり

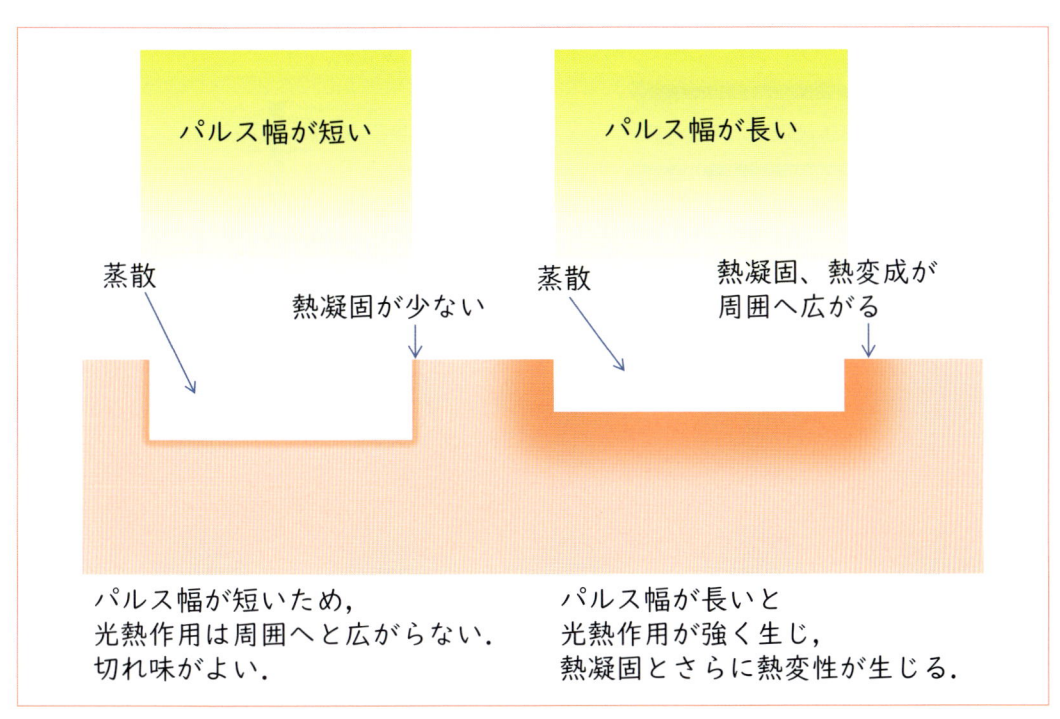

図 29 水分吸収率が高いレーザーにおけるパルス幅と組織への影響

図中：

パルス幅が短い

蒸散

熱凝固が少ない

パルス幅が短いため，
光熱作用は周囲へと広がらない．
切れ味がよい．

パルス幅が長い

蒸散

熱凝固、熱変成が
周囲へ広がる

パルス幅が長いと
光熱作用が強く生じ，
熱凝固とさらに熱変性が生じる．

短く，皮膚への照射であれば切れ味のよい，周辺にダメージを与えない治療が可能である．$CO_2$ レーザーでも蒸散が主となり熱凝固はあまり生じない．コンマ数秒というレベルになると熱凝固とその周囲の熱変性も生じる（図 29）．

　血管に関してはダイレーザーを用いてヘモグロビンを介して血管壁という構造物を破壊する．初期には 480 マイクロ秒の熱緩和時間で計算された機器を用いていたが，血管壁全体を考えると 1〜10 ミリ秒が最適とされている．しかし様々な血管径の違いがあり，また血流などの問題もあることから単純なものではない．数 mm 程度の太い血管を破壊する場合は前述のように Nd：YAG レーザーを用いてじんわりと 30〜60 ミリ秒程度で焼灼する．

　メラニンに関しては，50 ナノ秒が熱緩和時間，つまりメラノソームのみが選択的に破壊され，周辺組織にダメージを生じない．ナノ秒発振のレーザーが Q スイッチレーザーである．しかし，それでも衝撃波は周囲へと波及するのでピコ秒レーザーが登場した．ピコ秒となると衝撃波さえも周囲へと波及しないため，より選択的なダメージである．これを叶えるメラノソームの応力緩和時間（衝撃波が周囲へと波及しない時間）は明確ではなく諸説あるがおおむね 200〜500 ピコ秒程度である．

　一方で，ミリ秒単位のロングパルスレーザーではメラノソーム周囲へとレーザーの光熱作用が波及する．真皮内病変の治療では瘢痕を生じさせることとなるが，表皮に限局する場合に関しては選択的にメラニンさえダメージを与えれば剝がしとるだけで問題ない．ただあまり長すぎるパルス幅は表皮の熱緩和時間（3〜5 ミリ秒程度）も超え，余分な周辺組織へのダメージなどのリスクは高まる．逆にこのダメージを利用するのがレーザー脱毛な

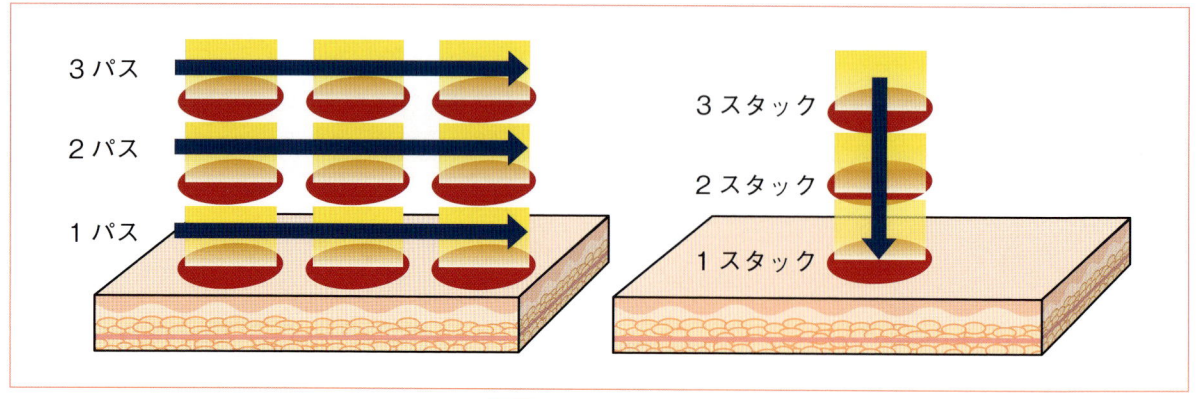

図30 パスとスタック

どである．毛のメラニン色素に対して光を吸収させ，周囲へと光熱作用を波及させることで隣接する毛を作る領域(毛乳頭やバルジ領域)に損傷を与える．このエネルギーが毛包内に留まれば安全に減毛効果が得られる．このパルス幅は10〜50ミリ秒とされる．しかし，実際の臨床では3ミリ秒のパルス幅もよく用いられる．この場合には単に光熱作用だけではなく，毛包という閉鎖空間にエネルギーを与えることで毛髪の急激な膨張など非熱的な作用も加味して考える必要がある．

### ・エネルギーの強度

エネルギー強度が高いとは単位時間あたりに与えるエネルギーが大きいことである．破壊力がある．高いエネルギー強度によって物質はより破壊される．切れ味がよい．

強度はパルス幅と非常に関連性がある．多くの場合，レーザーの性能には限界があり，強いエネルギーを短いパルス幅で与えるのは難しい．前述のようにJ(エネルギー)＝W(強度，出力)×時間である．エネルギーは仕事量であり，Jが大きければダメージも強い．Wに限界があれば時間をかけてエネルギーをたくさん与えるしかない．そうなると周囲への損傷も増えてしまう．おおむねパルス幅が短くなるほど出力(W)は上がる．

ピコ秒レーザーは高い出力を短いパルス幅で発振する代表的な機器である．さらに短い時間となると機器の性能上，十分なWを与えることができない．ピコ秒レーザーは十分に高い出力を非常に短い時間で発振できるので革新的なのである．

━━━ コラム ━━━

レーザーのパス数とスタックについて誤解のないように．パス数とはある病変全体一通りを1回照射したのちに，さらに照射していく手法，スタックとは1発照射の上に何度重ねていくか(図30)である．スタックの方がダメージは強い．他にも径が大きなレーザースポットであれば，半分重ねて次の照射をすると50％オーバーラップと言う．

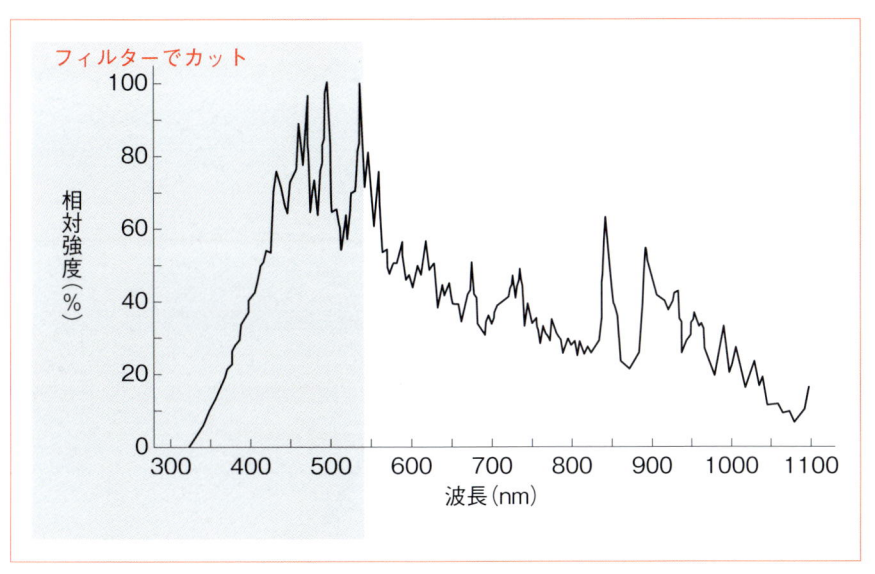

**図31** キセノンフラッシュランプの波長分布

## （4）フラッシュランプ

　フラッシュランプはカメラのストロボと同じくキセノン光を発振するランプのことである．キセノン光は太陽光線に近い性質を持つので，フラッシュでは自然な色が出せる．この光を強力にして，かつ，ある波長をカットできるフィルターを用いて欲しい波長帯だけ取り出すようにした装置を用いることで，メラニンやヘモグロビンを優位に吸収させてレーザーのように破壊することができる．ただしレーザーのような単一に近い波長ではない．通常の装置はカットオフフィルターと言って，フィルターによってある波長より短い帯域をカットする（図31）.

　ちなみにフラッシュランプ装置は一般に IPL と呼ばれる．Intense Pulsed Light，つまりは強力なパルス光である．ただし厳密には特定企業の商標であり，そのため BBL や I2PL と称しているメーカーもある．

コラム

　レーザーの使い方を質問する時に，シミの治療には何 $J/cm^2$ で照射していますかと治療の設定を聞かれることがある．これは答えることが難しい．どの波長のどのパルス幅でなのかがわからないと比較できない．波長が違えば吸収率が異なり，吸収の高い波長ほど低い設定となる．パルス幅が異なれば，瞬時の破壊力は全く異なる．例えば，同じ Q スイッチ Nd:YAG レーザーでもメーカーが違えばパルス幅は違うし，パルス幅が一緒でもパルスの波形などが違ったりもする．全く同じ機種でのみ比較が可能である．

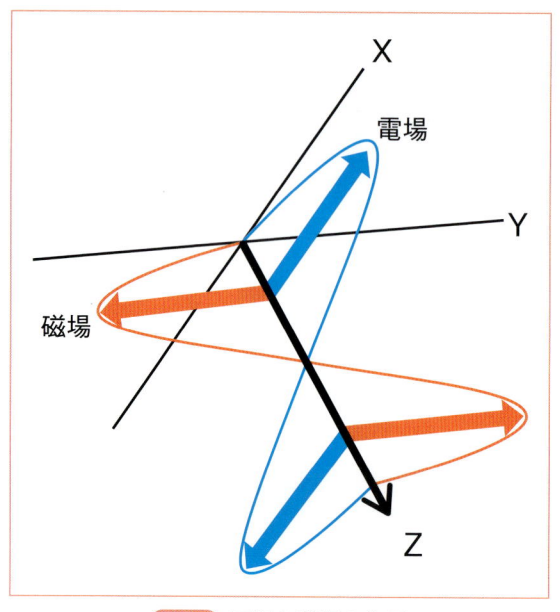

**図32** 電場と磁場の作用

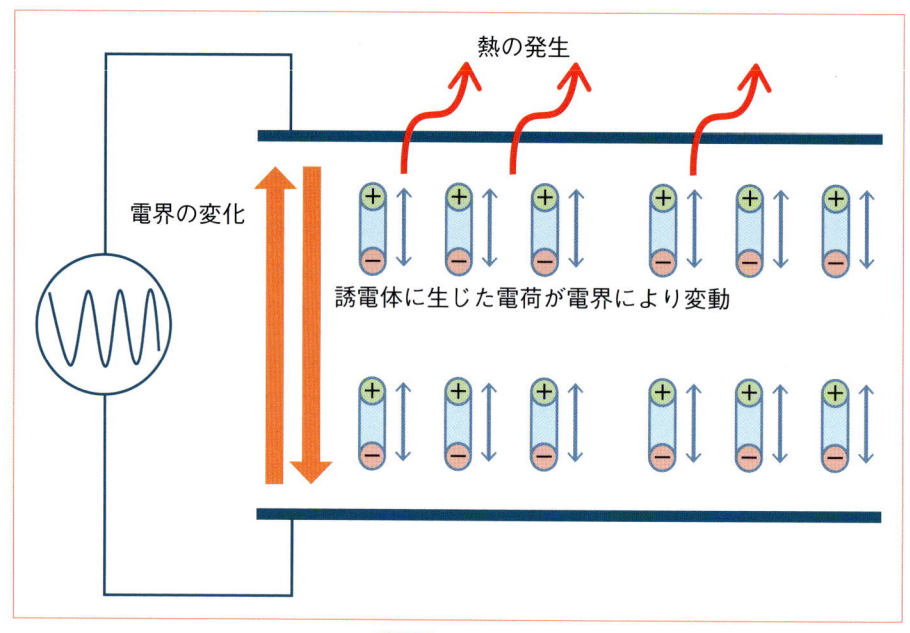

**図33** 誘電加熱

## (5) 高周波

　高周波は別名ラジオ波（radio frequency：RF）とも呼ばれる．放送を受信するラジオ機器はラジオ波を受信する装置である．つまり，我々が使う高周波は得体の知れない危ないものではない．いわゆる電波を照射して体に何らかの反応を生じさせる．レーザーのような色に依存しない吸収となる．電波のように空中を飛ばして発振する装置もあるが，我々の

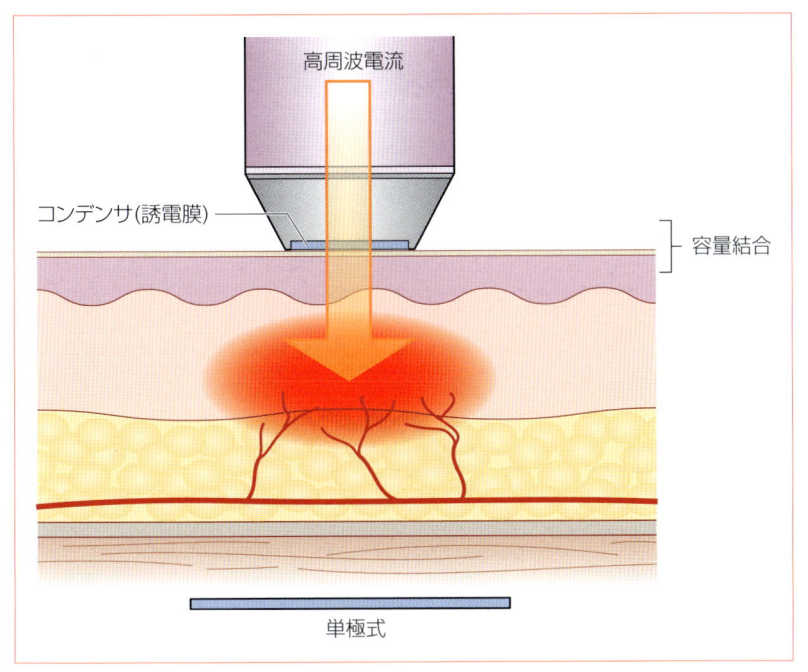

**図34** ジュール加熱

領域で使用する高周波では多くの場合，人体に接触して発振する．電磁波の基本原理に沿って電場と磁場の作用(図32)で電荷(プラス，マイナス)を帯びた分子を振動させて加熱していく(誘電加熱)(図33)．また，高周波電流と言われるように電流として直接組織に流れて加熱(ジュール加熱)することも可能である．一般には皮膚への接触面が誘電膜で覆われているかどうかで，誘電加熱かジュール加熱かが決まる．誘電膜で覆われていれば，電流で加熱するのではなく電場の作用で加熱される誘電加熱となり，誘電膜がなければ直接高周波電流として電子が流れ，その流れにくさ(抵抗)によって生じるジュール加熱になる．ただし一般的には人体は金属のような電流の流れやすさはなく，表層に高周波は流れるのみである．このあたりに特殊な機構(容量結合式)を用いて深部まで加熱する機器もある．これによって誘電加熱とは異なってジュール熱を用いた加熱，強い加熱作用を有する(図34)．電気メスは高周波を用いるが，接触抵抗による放電，ジュール熱での表層への熱作用である．内部まで高周波電流がしっかりと流れないから安全なのである(周波数のはるかに低い電気は内部まで流れるから感電する)．これをいかに内部まで流すか(もちろんたかだか数mm程度)が高周波治療では重要である．表層のみの加熱ではなく深部への加熱が高周波で安全に可能となるのが理想だが，そもそも高周波で深部を加熱すること自体難しい．

　高周波による加熱は理論が難しいので，とりあえずは電磁場として分子の振動で加熱していく様式と電流として抵抗熱で内部を加熱する様式があると理解するとよい．

表6 高周波における周波数

| 周波数 | 波　長 | 属するもの | 例 |
|---|---|---|---|
| 50〜60 Hz | | 電源周波数 | |
| 0.3〜3 MHz | 100 m〜1 km | MF（中波） | AM ラジオ |
| 3〜30 MHz | 10〜100 m | HF（短波） | 短波放送 |
| (6.78 MHz) | 50 m | 容量結合型 RF | |
| 30〜300 MHz | 1〜10 m | VHF | VHF テレビや FM ラジオ |
| (40.68 MHz) | 7.37 m | Radiative RF | |
| 300 MHz〜3 GHz | 10 cm〜1 m | UHF | TV デジタル放送・携帯電話・無線 LAN |
| (2.45 GHz) | 12 cm | 電子レンジ | |
| 30 G〜0.3 THz | 1 mm〜1 cm | レーダー | |
| 120〜400 THz | 750 n〜2.5 μm | 近赤外線 | |

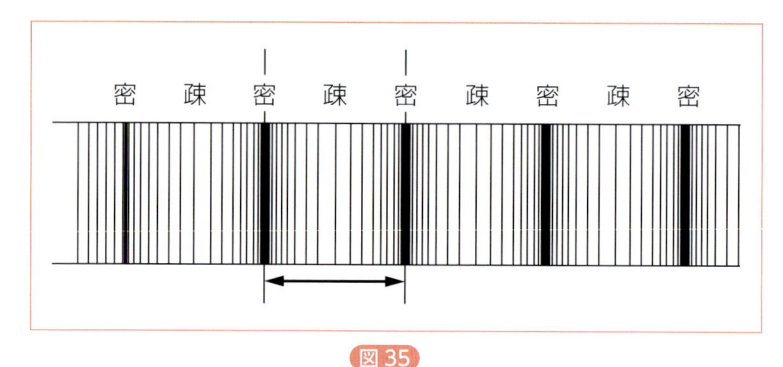

図35
音波は疎密波

### ・高周波における周波数の重要性

　周波数が異なれば，生体への反応は異なる．低い周波数は電気に近い性質を持つが，我々が使う高周波領域では電波のような性質となる．そもそもラジオの周波数帯は AM，FM で数百 kHz から数十 MHz である．このあたりの周波数を我々の領域では用いている．もっと周波数が大きくなるとマイクロ波の GHz 領域となる．電波としてなら Wi-Fi，加熱機器なら電子レンジである（表6）．

## (6) 超音波

　超音波とは人の耳で聞こえる域を超えた音波である．つまり高い周波数の音波となる．音波は電磁波ではない．電磁波は真空中でも伝播するが，音は媒質がないと伝播しない．空気や水などが介在する必要がある．疎密波，弾性波と言う（図35）．弾性の高い物質ほどよく伝わる．つまり分子が詰まっている物質ほど伝わりやすいので，空気中よりも水の方が伝わりやすい．水よりも固体の方が伝わりやすい．

　だから海中の探査にはレーザーなどの光は使わない．超音波を発するソナーなどを用いる．

　超音波はその振動による摩擦で加熱される．超がつくほど振動するので，かなり加熱できるのである．ただし振動による加熱だけではなくキャビテーションという現象において

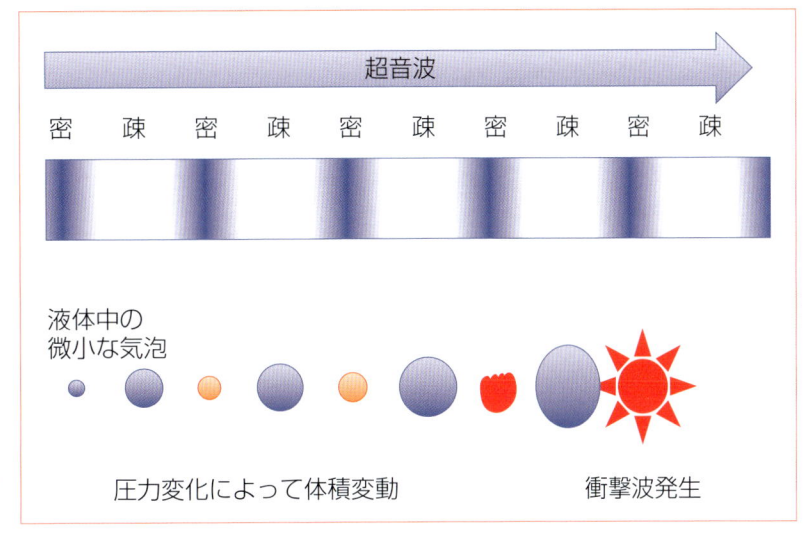

**図 36**
**キャビテーション**

圧力変化によって体積変動　　衝撃波発生

も熱ではない破壊ができる．超音波の疎と密な波の性質，つまりギュッと詰まった状態とスカスカな状態に圧縮と膨張を繰り返すことで分子を引き剥がし空洞が生じる．これが急激に変化して衝撃波を発生する(図 36)．と言っても怖いものではなく，メガネなどの超音波洗浄機などはこの原理である．他にも共振という物質固有の周波数に合わせた音波振動を与えて振幅を増幅させて，強い揺れによって破壊することもできる．声でワイングラスを割るなどがその例である．

## 注入による治療

　注入剤とは injectables，その中で 2 つに分けられる．Filler(充填材)と neuromodulator(神経調節・制御剤)である．Filler は注入することによってボリュームを増すもの．Neuromodulator はその薬理作用によって神経伝達を阻害するものである．

### (1) Filler(フィラー，充填材)

　Filler で現在最も使われているのはヒアルロン酸製剤である．と言っても関節に入れるものとは異なり，加工によって短時間で吸収されないようにされている．加工の多くは架橋剤というタンパク(BDDE)でヒアルロン酸の分子に橋渡しをしてつなぎ合わせることで吸収しにくい構造にしている(図 37)．

　その他にもコラーゲン，ハイドロキシアパタイト，ポリカプロラクトンなどがある(表 7)．ほとんどの場合，その成分の特性ではなく，そのボリュームによってくぼんだ部分を埋める役割を持つ．ただし，顔の構造は複雑であり，単にボリュームを埋めるのみではなく，顔を支える支持靱帯の周囲に入れて，倒れた柱を立て直すように下垂した部分を持ち上げることを目的として注入することも多い．また最近では，形を整えるだけではなく機能的な作用を持たせ，保水力を向上させたり自己線維を増加させる刺激となるようなものもある．多くのものは吸収性で，1 年程度で消えてなくなるとされる．しかしながら，注

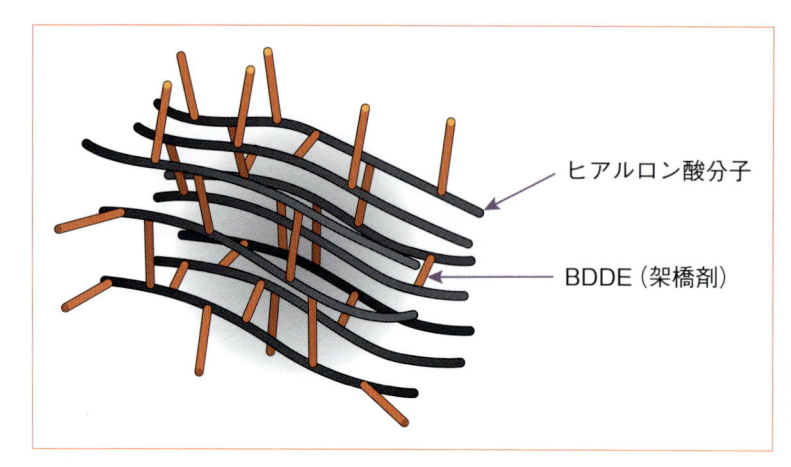

ヒアルロン酸分子

BDDE（架橋剤）

**図37**
**ヒアルロン酸と架橋剤**

**表7　主な注入剤（Filler）**

- ヒアルロン酸：架橋，非架橋（一部の架橋製剤は承認）
- コラーゲン：ウシ由来（承認），ヒト由来（全世界で未承認）
- ハイドロキシアパタイト（国内未承認）
- ポリカプロラクトン（国内未承認）
- ポリ乳酸系（国内未承認）

入剤はあくまで異物である．免疫反応（アレルギーなど）が生じることもあるし，感染を生じることもある．前述の美容医療の歴史に書いた悲惨な過去もあるので，短期的な結果だけを見て患者に注入し，後年大きな問題となることのないよう，医師の良心が問われる．

また理論上吸収されるものであっても，生体内で物質が変化し，長期残存することも多い．実際に企業から何年も使って問題ないという情報を提供され，資料をもらっていても，実臨床で数年後にトラブルが発生した例も個人的には経験している．未承認品に関しては企業に騙されるなと言いたい．

## （2）Filler のトラブル

一般論として真皮内や皮下上層の浅い層への注入は免疫反応がより発現しやすく，深層では異物反応による線維化が生じやすい．

免疫反応に関して，ヒアルロン酸では極短期の反応もあるが数か月経過後の遅延性免疫反応もある．短期の場合は浮腫状に腫れて，発赤を生じることもある（図38）．遅延性の場合，発赤が出るとは限らず，痛みや硬さなどが主となり，患者は局所を締めつけられるような痛みを感じることが多い．時間が経過してからの反応のため，注入剤が原因と思わず他科を受診して原因不明となるケースもあるので，治療前には必ずこの点も説明しておく．ヒアルロン酸そのものよりも架橋剤に対する免疫反応が主とされている．製剤によって架橋剤の種類や濃度が異なるので，十分な知識を持つ必要がある．ハイドロキシアパタイトのような無機物であっても，グリセリンやセルロースなどが混合されており，そちらによる短期的なアレルギーは生じ得る．ポリカプロラクトンは線維形成が強い．

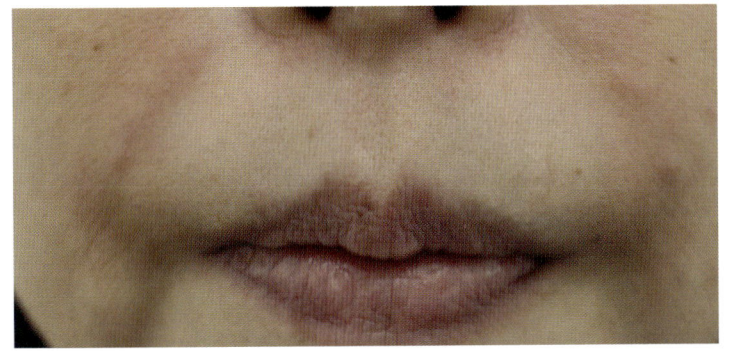

**図38** ヒアルロン酸製剤注入後アレルギー（注入3日後）
鼻唇溝に沿って腫れを認める.

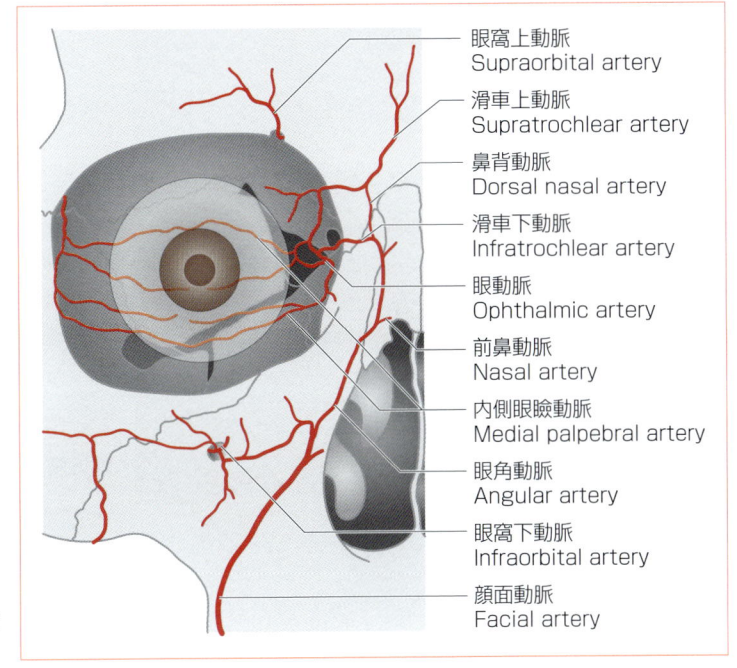

眼窩上動脈
Supraorbital artery

滑車上動脈
Supratrochlear artery

鼻背動脈
Dorsal nasal artery

滑車下動脈
Infratrochlear artery

眼動脈
Ophthalmic artery

前鼻動脈
Nasal artery

内側眼瞼動脈
Medial palpebral artery

眼角動脈
Angular artery

眼窩下動脈
Infraorbital artery

顔面動脈
Facial artery

**図39**
解剖学的留意

　また異物を注射で入れるということは，内部に対してはブラインドの施術，つまり中がどのようになっているのかを直視できないで行う施術である．重要な組織にダメージを与えることがあり得るし，血管に対して圧迫や塞栓などを起こして血行不良となることもある．最悪，壊死に陥る．眼動脈に塞栓，壊死が生じるならばこれはつまり失明ということになる．頭蓋内への交通ある血管に塞栓を生じれば脳梗塞である．それゆえ顔面の血管走行に関してはある程度以上の知識を持たない限り注入治療は行うべきではない．安全面を重視した注入法がメーカーなどからは提示されているが，血管は直視できない以上，変異などのバリエーションの多い顔面血管では，どんなベテランでも血管内誤注入は起こし得る．その確率が低いというだけである．

　何よりまずは顔面の血管走行を十分に理解する必要がある．最も危険な領域は鼻背周囲とされる．鼻背の両サイドに動脈があり，これは内眼角動脈から眼動脈へと交通している

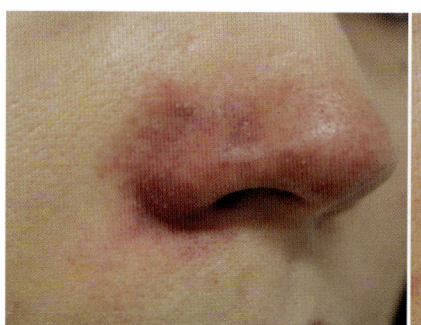
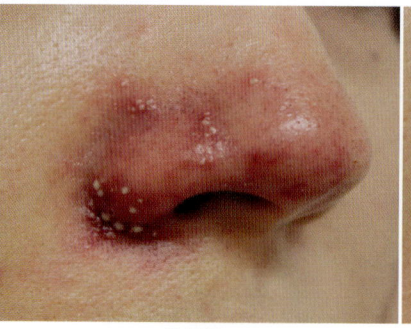
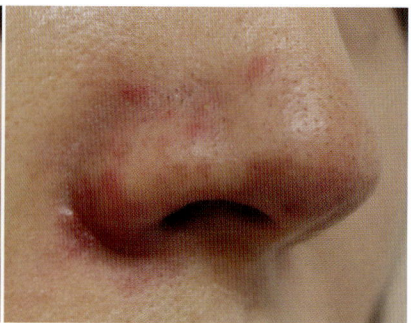

2日後. ヒアルロニダーゼ投与　　　　　3日後　　　　　6日後

**図40** 鼻唇溝基部への注入トラブル

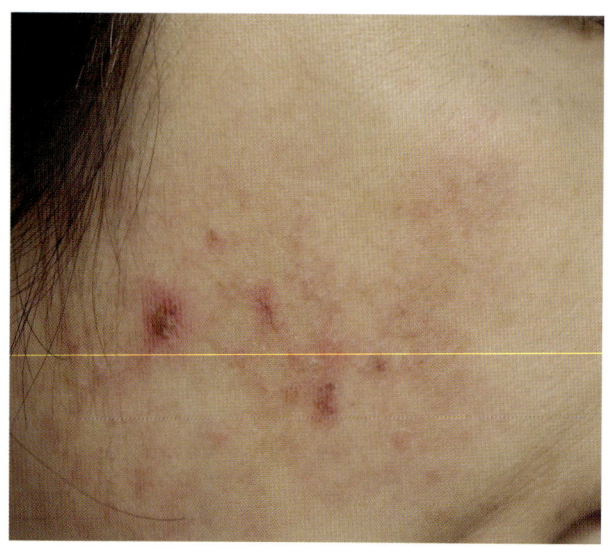

**図41**

頬外側小範囲の皮膚壊死

（図39）．ここに逆行性に注入剤が塞栓を起こせば網膜への血行が遮断され，即座に失明となる．鼻側に塞栓を生じた場合，鼻翼への血行が遮断されて鼻翼の壊死を生じる．他にも眉間から頭側は側副血行が乏しく，わずかな血管内注入や血管外からの圧迫によって前頭部の血行不良を招く．

　鼻唇溝基部への注入でも血管内誤注入もしくは圧迫にて上述の鼻翼への血行が遮断され得る（図40）．鼻翼へは側副血行が乏しいため注意が必要である．最近では顎への注入において下顎骨に canal，つまり顎下との血管の交通路があることがわかってきた．ここへの誤注入は逆行性に舌動脈へと塞栓を生じ，広範囲な舌，口腔内壊死を生じ得る（実際に数例の報告がある）．その他の部位でも様々なリスクがある．血管の少ない顔面の外側領域でも皮膚の壊死は生じ得る（図41）．自分の技術を過信して注入を行わないことが重要である．慣れた時ほど危険性が高い．5〜10年ほど経験して自身にトラブルがないからといって腕がよいと過信しないことである．海外では注入のトレーナーがデモンストレーションの最中に塞栓を生じたこともあり，一流の腕を持っていたとしても油断してはならないし，一流の医師ほど注意深いものである．

　また最近ではカニューレ（先端が鈍な針）でリスクを避けることが主流であるが，これで

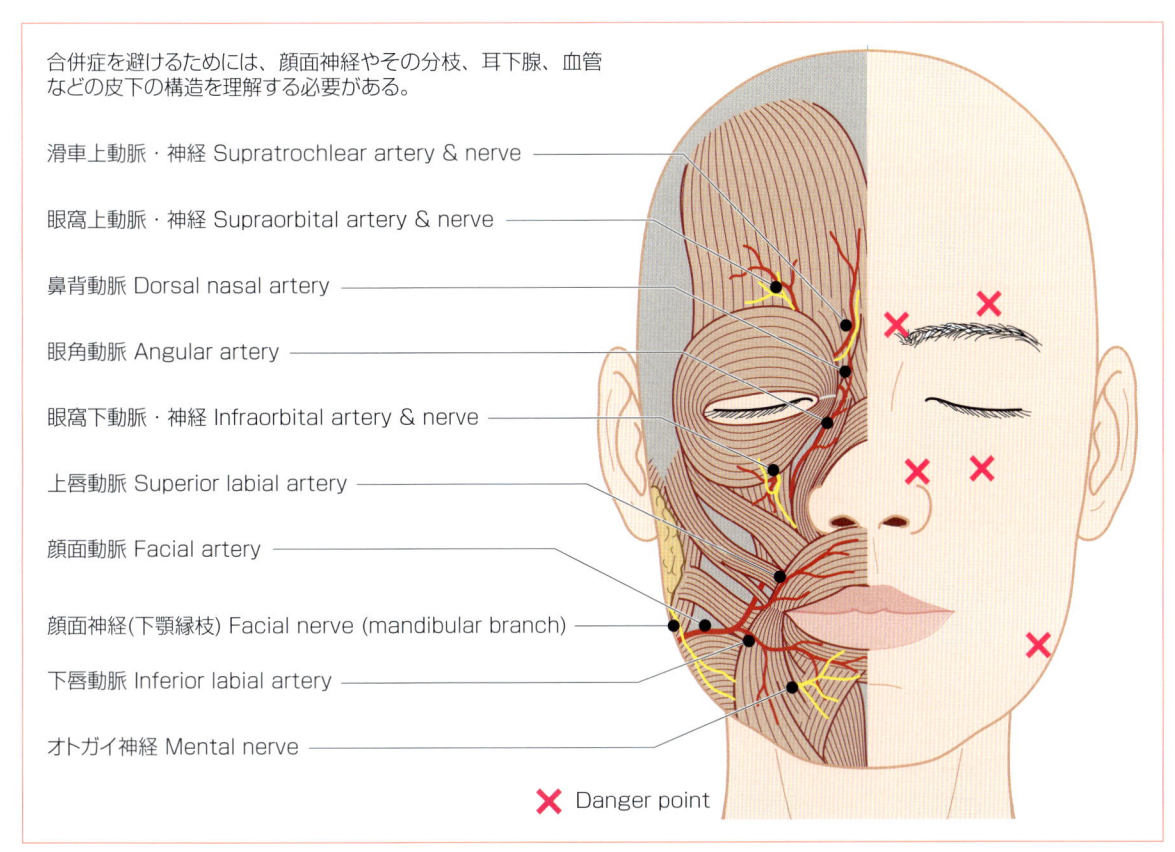

合併症を避けるためには、顔面神経やその分枝、耳下腺、血管
などの皮下の構造を理解する必要がある。

滑車上動脈・神経 Supratrochlear artery & nerve

眼窩上動脈・神経 Supraorbital artery & nerve

鼻背動脈 Dorsal nasal artery

眼角動脈 Angular artery

眼窩下動脈・神経 Infraorbital artery & nerve

上唇動脈 Superior labial artery

顔面動脈 Facial artery

顔面神経(下顎縁枝) Facial nerve (mandibular branch)

下唇動脈 Inferior labial artery

オトガイ神経 Mental nerve

✖ Danger point

**図42 特に注意が必要な血管・神経の分布**

1) Wu W, Carlisle I, Huang P et al：Novel administration technique for large-particle stabilized hyaluronic acid-based gel of nonanimal origin in facial tissue augmentation. Aesth Plast Surg, 34：88-95. 2010.
2) Cohen JL, Brown MR：Anatomic considerations for soft tissue augmentation of the face. J Drugs Dermatol, 8：13-16, 2009.
3) Jones D：Volumizing the face with soft tissue fillers. Clin Plastic Surg, 38：379-390. 2011.
4) Salati SA：Complications of Dermal Filling. Clin Plastic Surg, 10(3)：9. 2011.
5) Park SH, Sun HJ, Choi KS：Sudden unilateral visual loss after autologous fat injection into the nasolabial fold. Clin Ophthalmol, 2：679-683. 2008.

も血管壁を傷つけるリスクはある．径が細いと血管内に穿刺するリスクを否定はできない．径が太い場合は血管内穿刺のリスクは減るが壁を引っ掛けて傷つけてしまうリスクがあり，いずれの方法でも塞栓リスクはゼロではない．

　血行障害が生じれば，ヒアルロン酸の場合はまず即時に分解酵素を注射する．その他の製剤は分解酵素がないので，温める，血管拡張剤の使用などで対応することとなる．ハイドロキシアパタイトやポリカプロラクトン製剤では生理食塩水を注射してマッサージすることでその硬度が落ちるので，血管圧迫の場合は改善する．

　もちろん血行障害が生じなくても，針が刺入されることによって皮下出血が生じ，ダウンタイムを要する顛末となるので，愛護的な操作は不可欠である．また主要な神経に針を乱雑に刺したり引っ掛けたりしてしまうと，しばらく痺れや違和感が残るなどの問題も生じ得る．

　顔面の血管，神経走行には十分な知識を持つ必要がある（図42）．

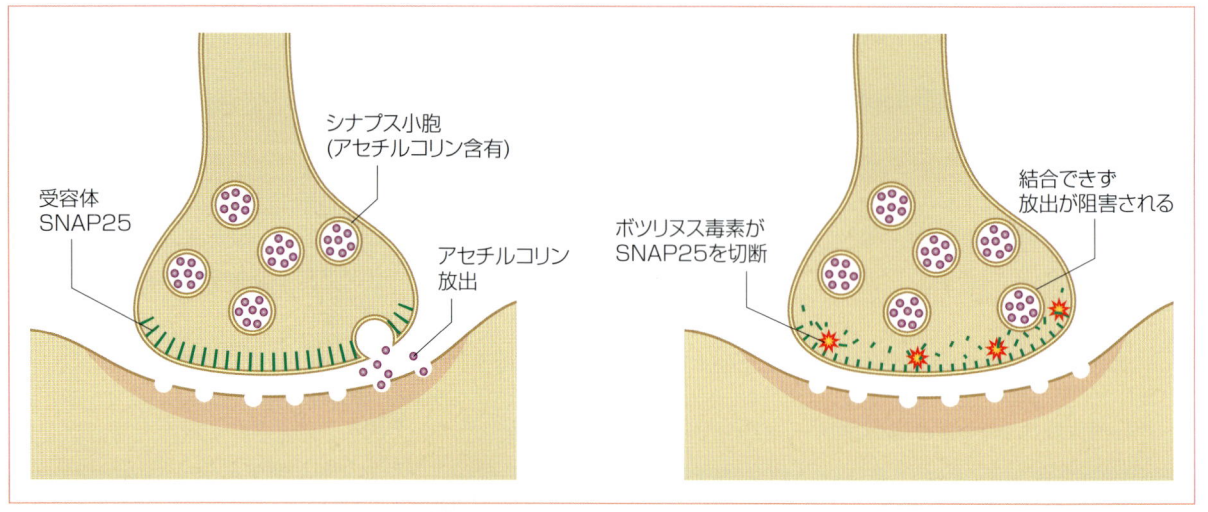

図43 A型ボツリヌス毒素の作用機序

## (3) Neuromodulator（神経調整・制御剤）

　現在用いられているのはA型ボツリヌス毒素である．ボツリヌス菌が産生する毒素は神経終末に取り込まれて，神経筋接合部（neuro-muscular junction）の受容体部（A型の場合SNAP25）に作用して，アセチルコリンを含有するシナプス小胞の結合を阻害し，アセチルコリン放出を防ぐ（図43）．これによって作用を失った神経は変性し，再生するまでの期間，神経麻痺の状態となる．表情による強い余分なシワ，動的なシワに対して有効であり，現在本邦では眉間および目尻の表情ジワに承認が得られている．

## その他の治療

　糸（スレッド）によるリフトや各種スキンケア系の治療が美容医療では一般的であろう．糸はより本格的な上級編であり，本書では割愛する．スキンケア系は外用塗布だけではなく，ピーリングや導入などがある．これらについては各論で個々に述べる．

## 1. 治療概論

　一般医療と比較して一番難しいのは，治療目的が時に病気ではない正常なものをよりきれいにするということである．シミやホクロはわかりやすいが，タルミなどは何ら異常があるわけではない．また加齢性の変化を理解する必要がある．ここに美容医療という分野の特殊性がある（図44）．

　それでは各種治療に関して総論的に記載する．個々の機器，注入治療は各論で詳細に述べる．

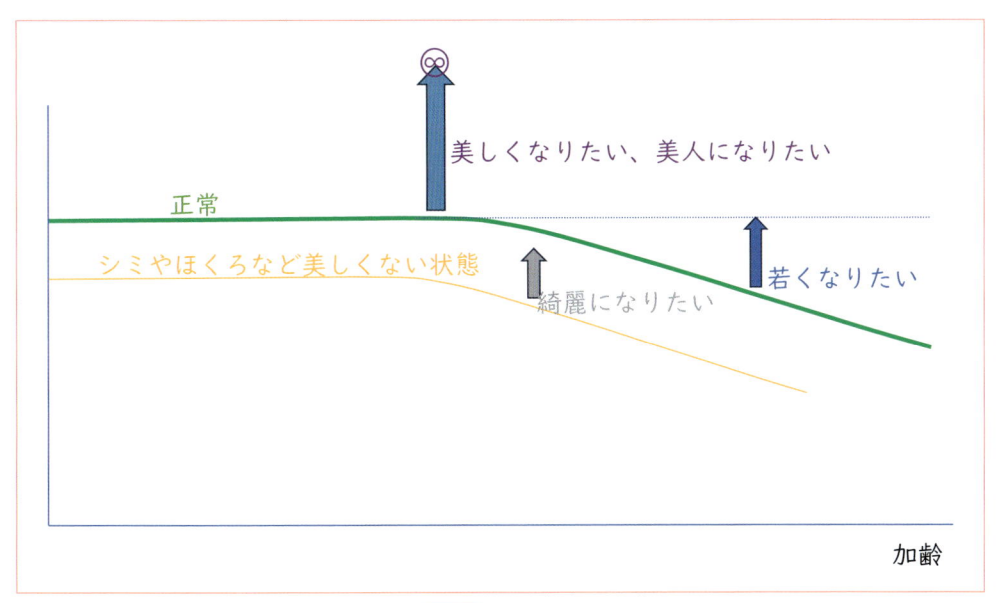

美しくなりたい、美人になりたい

正常

シミやほくろなど美しくない状態

綺麗になりたい

若くなりたい

加齢

**図44** 美容医療

**表8** いわゆる「シミ」

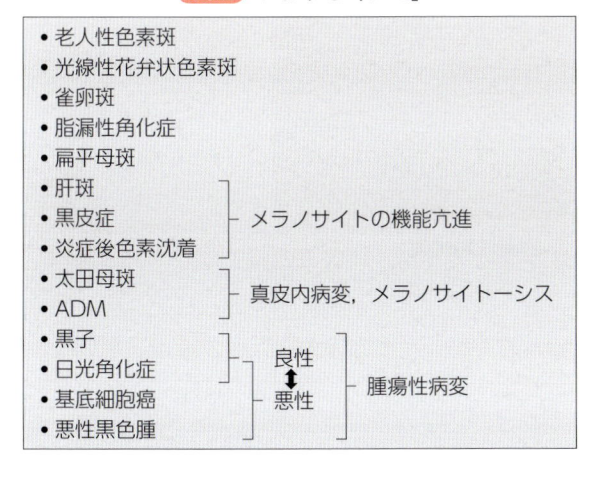

- 老人性色素斑
- 光線性花弁状色素斑
- 雀卵斑
- 脂漏性角化症
- 扁平母斑
- 肝斑
- 黒皮症 ┐ メラノサイトの機能亢進
- 炎症後色素沈着 ┘
- 太田母斑 ┐ 真皮内病変, メラノサイトーシス
- ADM ┘
- 黒子 ┐ 良性
- 日光角化症 ┘ ↕ 腫瘍性病変
- 基底細胞癌 ┐ 悪性
- 悪性黒色腫 ┘

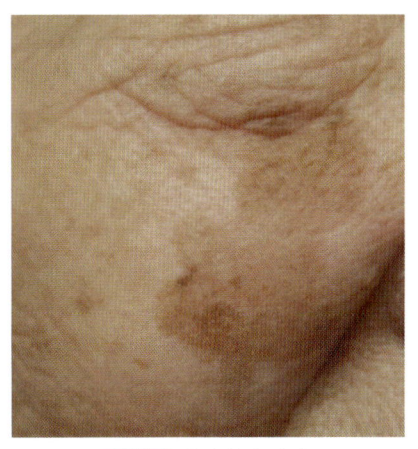

**図45** 老人性色素斑

## (1) シミの診療

シミは中年期以降に発生する色素斑である. ただし, 色々なタイプがあるし, 鑑別診断も多数ある(表8). 成書では一般的に「メラニン色素性疾患」として取り扱われる.

以下に主な疾患を述べる.

### ①老人性色素斑(図45)

ほとんどが成人以降に生じる, 主として顔面に存在する斑状の表在性色素斑である. 加齢, 紫外線によってダメージを受けたケラチノサイトがメラノサイトからメラノソームの供給を受けている状態.

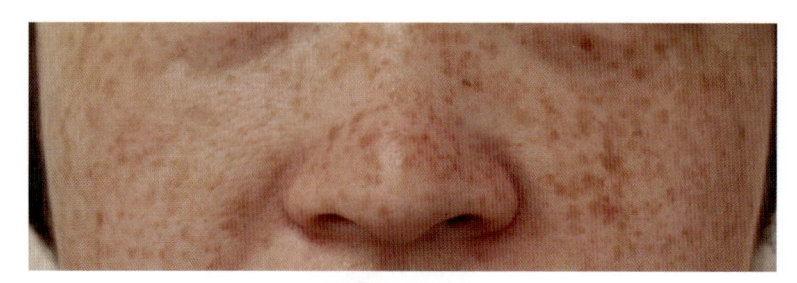

図46 雀卵斑

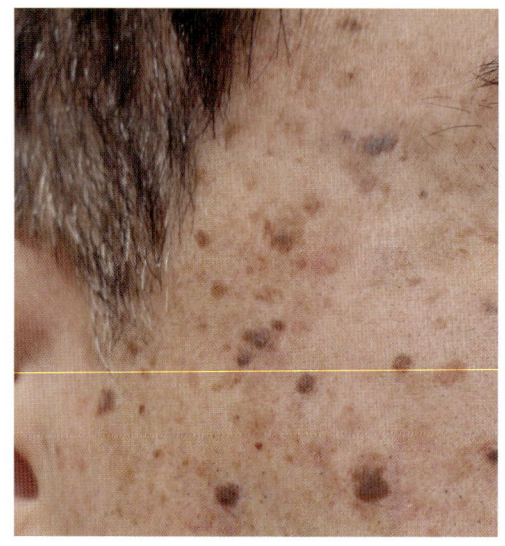

図47 脂漏性角化症

### ②光線性花弁状色素斑

主に紫外線曝露などの影響で中年期以降に肩など体幹に生じる花弁の形状をした褐色斑.

### ③雀卵斑(図46)

幼少期から発生する多発, 数mm大の褐色斑. 遺伝性がある. 最初は鼻周りから生じることが多い. 中年期以降に軽減する.

### ④脂漏性角化症(図47)

中年期以降に発症する隆起のある色素斑(色がないこともある). 表皮が肥厚している. 老人によく見られる巨大な黒色調のものは紫外線の影響が大きい. 老人性色素斑からの移行もある.

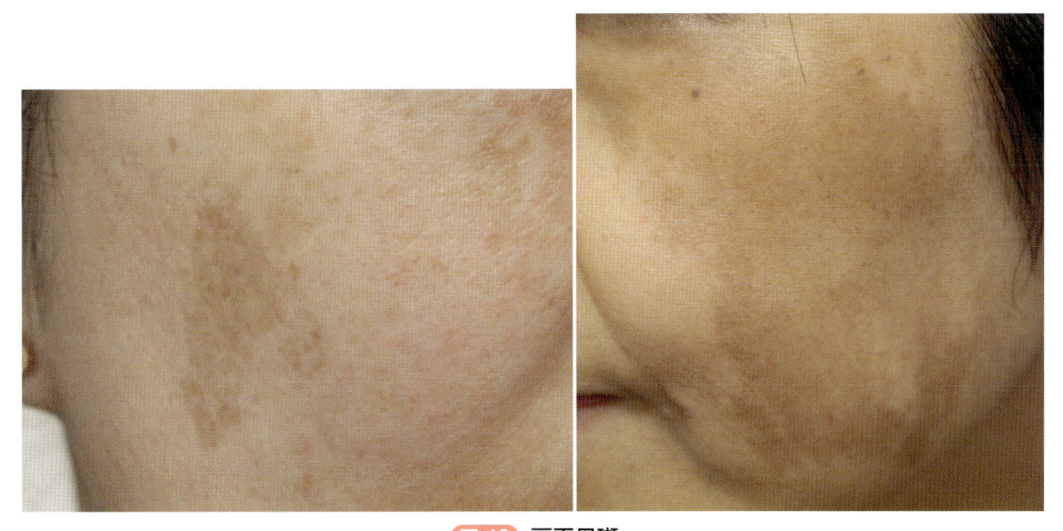

**図48 扁平母斑**

ともに幼少期から存在. 成人以降に診察すると視診だけでは鑑別できないことも多い.

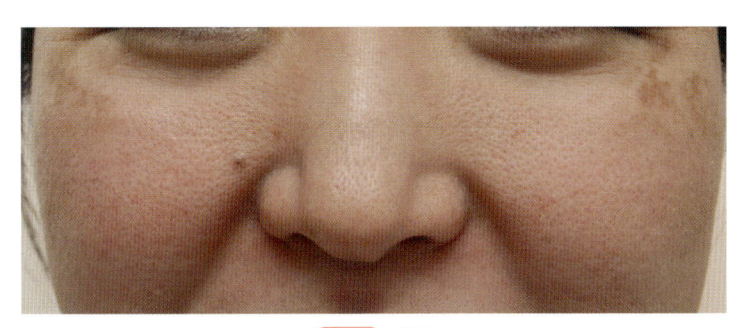

**図49 肝斑**

⑤**扁平母斑**（図48）

　いわゆる茶アザ. 幼少期から存在する. 何か異常な細胞があるわけではない. レーザー治療抵抗性で, 再発率も高い. 成人以降に診察すると老人性色素斑との鑑別が難しい場合もあるが発症年齢が重要. 厳密には Café au lait spot と点状黒色斑の集簇を併せ持つ Nevus spilus とに大別される.

⑥**肝　斑**（図49）

　中年期以降に生じる両頬を主としたハケで塗ったような褐色斑. 典型的な例では下眼瞼周囲には生じないでくっきりした境界線がある. 悪化要因として紫外線, 摩擦, 女性ホルモンなどが挙げられる. 高齢者では軽減, 消失する. 男性に生じるのは稀. 女性ではピル内服での悪化もある.

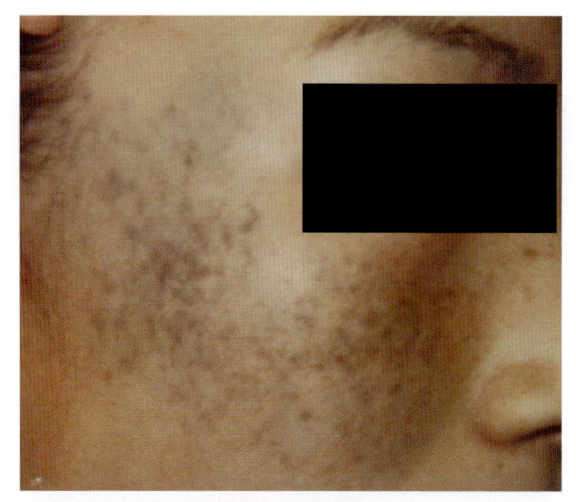

**図50** 太田母斑

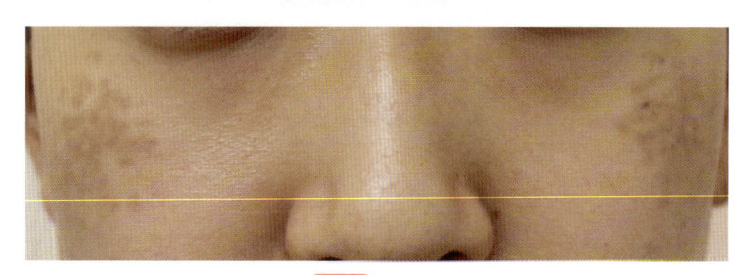

**図51** ADM

### ⑦黒皮症

化粧品など各種アレルギーなどに起因する色素沈着．顔全体が黒くなっていることも．原因物質の特定が重要．

### ⑧炎症後色素沈着（Post Inflammatory Hyperpigmentation；PIH）

膝を擦りむいたら一時的に色素が沈着するように体のどこでも生じ得る一過性の色素沈着．何らかの炎症が原因．

### ⑨太田母斑（図50）

多くは思春期頃から増悪する先天性，真皮内のメラノサイトーシス．小範囲に発生する場合（下眼瞼が多い），一部の患者はぶつけた後から色が出てきたと訴えることがある（皮下出血と誤認しているのだろうか？）．

### ⑩後天性真皮メラノサイトーシス（Acquired Dermal Melanocytosis；ADM）（図51）

思春期以降，多くは18〜25歳頃までに発生する主として両頬に多発点状に存在するやや青褐色の色素斑．真皮内のメラノサイトーシス．注意深く観察すると鼻翼にも発生していることが多い．発生年齢を特定すると診断をつけやすい．

表9　メラニン色素性疾患の治療

- **老人性色素斑，雀卵斑など表在性メラニン色素性疾患**
  メラニンを多く含有する異常な表皮細胞の破壊.

- **肝斑などのメラニン産生機能異常**
  メラノサイトの機能異常を抑える. 破壊する対象物がない.

- **太田母斑や ADM などの真皮内メラノサイトーシス**
  真皮に存在するメラニンを含んだメラノサイトを破壊.

- **ほくろなど良性腫瘍性病変**
  腫瘍性病変を物理的に除去.

　鑑別するべきものとして黒子(ホクロ)，基底細胞癌，日光角化症，悪性黒色腫が挙げられる. これらをシミとしてレーザー治療を行うと再発や転移などを生じて，大きなトラブルとなる.

　私自身，30代前半で受診した患者で幼少時からある隆起性病変にレーザー治療を希望され，治療後数年で再発したとして受診，拡大した病変を見て基底細胞癌を疑い，拡大切除をした経験もある. 患者の言葉を鵜呑みにしないで，また年齢にも惑わされず，しっかりと診断，リスクがあれば美容とはいえメスを入れることを躊躇しないことが肝要である. 20代で悪性黒色腫の発生もあり得る. 安易な治療はしないことを心がけるべきである.

## 2. 治療方法(表9)

### (1) 老人性色素斑など表在性メラニン色素性疾患の治療

　老人性色素斑は美容医療領域において最もポピュラーなメラニン色素性疾患である. 外用による治療法もあるが多くの場合，効果は限定的である. 基本的にはレーザーやフラッシュランプなどの光治療となる. 治療の基本は異常なケラチノサイトを破壊することである. メラノサイトが送り込んだメラノソームをターゲットにレーザーなどを照射する. 勘違いしないでほしいこととしては，メラノサイトを破壊することではない. メラノサイトはメラニンを産生する機能を持つ細胞である. これを破壊すれば局所のメラニンは産生されず，白く抜けてしまう. よってレーザーなどは破壊するには十分であるが，あくまで適切な強さで照射するべきである. 何でも適当に強く照射すればよいものではない. またレーザー照射においては炎症後色素沈着(PIH)が発生することも多い. 一度きれいに消えたものが2〜3週後から色戻りを生じる. 時間の経過とともに改善するので焦らないことが肝要である.

　なお加齢による疾患なので完治はあり得ない. その他，光線性花弁状色素斑や雀卵斑も治療法は同じである. ただし雀卵斑は再発率，厳密な表現では再燃率が高く，きれいになってもまたパラパラ出てくる. しかし中年期以降は軽減し，代わりに老人性色素斑が出てくることも多い，メラニン色素が出やすい肌質と言ってもいいだろう.

## （2） 肝斑など炎症や細胞の機能異常によるメラニン色素性疾患の治療

肝斑はメラノサイトの機能が亢進している状態である．ただし加齢という条件が加わった時のみに生じる．小児には生じない．メラノサイトの機能を亢進させる原因としては紫外線曝露と摩擦の2つがある．治療の基本はまずこれらをコントロールすることである．これだけで改善してしまう例も多い．その上での治療となるが標準治療は美白剤外用（トレチノイン，ハイドロキノンなど），トラネキサム酸内服である．通常のレーザー照射はメラノサイトを刺激してしまい，悪化する．

肝斑はよく観察すると毛細血管拡張を伴うことも多い．毛細血管に沿うように色素沈着を認めることもある．この場合には血管の存在する真皮から何らかの影響があると考える．真皮のコンディションの悪化，例えば血管透過性亢進による様々な炎症性サイトカインの影響などを考え，炎症を生じさせないよう通常の肝斑よりさらに摩擦や紫外線を防ぐことが重要である．

肝斑では深い考えなく第1にレーザー治療（低フルエンスも含め）を行うことは避けるべきである．レーザーは商業的には最も利益を得やすく，患者自身も治療を受けたという満足度が高いが，結果が伴わずにトラブルになりやすい．良識ある判断としてはまずは刺激を避け，次いで外用・内服，それでもダメなら慎重に低フルエンスでのレーザー照射となる．

PIH に関しては，時間経過とともに軽減することがほとんどである．顔面の場合，多くは半年，長くても1年程度で消退する．その間は紫外線曝露を避け，保湿を心がける．ただし，消退を促すにはハイドロキノンやトレチノイン，ビタミンC誘導体などの外用を処方することも多い．

黒皮症は原因の排除が第1で，スキンケア用品，メイク剤などの使用歴を詳細に聴取する．おおむね2年程度で寛解していく．しかし待つだけの指導は患者の苦痛である．上述の美白剤処方や時には低フルエンスのレーザー照射を行う．

## （3） 真皮内メラノサイトーシス

太田母斑は短い発振時間（ナノ秒，ピコ秒）のレーザーを用いて，数か月の間隔で繰り返し治療すればほとんどの場合で改善を得られる．ADM も同様であるが，レーザー照射によって PIH を生じることが多く，事前の説明が重要である．太田母斑と比較して少ない回数の治療で済むことが多く，2〜4回程度が一般的である．

## （4） ホクロの治療

ホクロ，多くの場合色素性母斑はあくまで良性の腫瘍である．そのため，鑑別として悪性腫瘍（悪性黒色腫，基底細胞癌）の除外が重要で，良性と確実に判断できない場合は外科的な治療を臆せずに実施するべきである．診断は肉眼ではなく，必ずダーモスコピーを用いる．良性であると診断すればレーザーの適応となる．ただし，腫瘍が深部まで局在しないことが前提である．また，あくまで美容的な治療となり，医学的には取り残しのリスクがある，つまり長期的には再発はあり得る．治療としては真皮まで存在するものであるから蒸散作用のあるレーザーで治療する．すべての組織を蒸散して深度がそれなりとなった

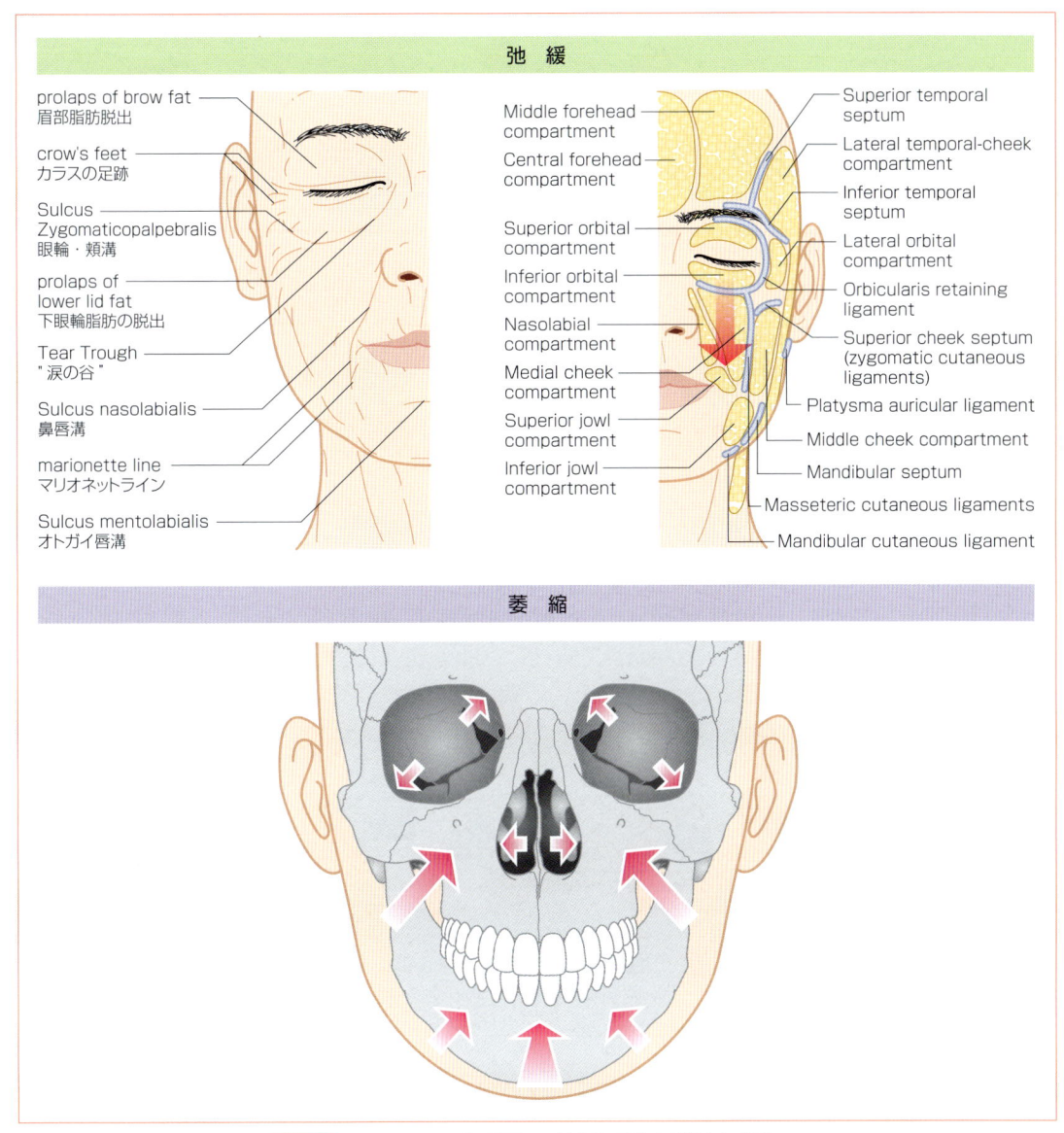

**図52** タルミの2大要因：弛緩（下垂）と萎縮を考える.

場合には瘢痕が視認されることとなるため，ある程度の深さまで蒸散した後はメラニンに反応するレーザー波長のナノ秒もしくはピコ秒レーザーを同日に追加照射する．無理に1回で治療しなくてもよい．数か月の経過後に色素の残存を確認して再治療を行う.

## （5）シワ，タルミ治療概論

シワ，タルミとは皮膚，皮下脂肪，SMAS，表情筋や骨などが弛緩（下垂），萎縮を生じたことで現れる症状である（図52）．小ジワは皮膚の弛緩や萎縮と考えてよいが，ほとんどの場合は複合的に組織が弛緩と萎縮を生じ，それらの組み合わさった表現型である．空

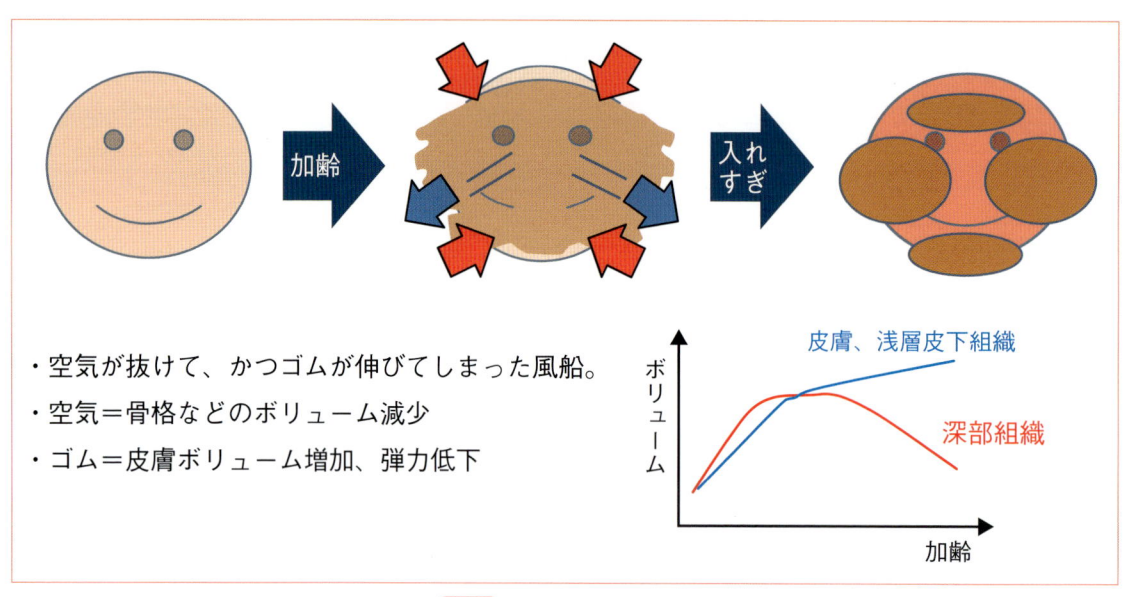

**図 53** **老化した顔貌とは**
伸びてしまったゴムの分まで注入してシワを伸ばすと顔が大きくなる.

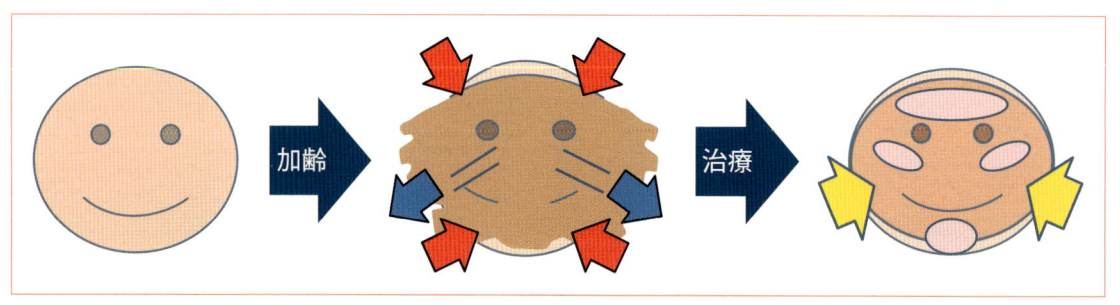

**図 54** **治療の考え方：バランスよく**
伸びてしまった組織は引き締める.
萎縮などの組織減少部位は膨らませる.

気が抜けてゴムが伸びてしまった風船をイメージするとよい．空気だけを入れても伸びた皮膚は治らず，かといって空気を入れすぎると元の若い状態より膨らむ．伸びたゴムだけを引き締めてもコケたようになる．両者のバランスを考えて治療をする（図 53, 54）．

　弛緩に対しては機器による引き締め治療が行われる．強い熱を与えて組織を熱変性させ，その回復の過程，つまりは創傷治癒機転によって新しいコラーゲンなどの線維を産生させ組織の再構築を行う．シミやホクロの治療と異なり，対象となる物質を破壊すれば終わるものではなく，老化したものを正常に戻そうという，そもそも無理のあることをしようとしている．若返りの治療ではなく，引き締めたり欠損したボリュームを元に戻そうとするものであって，外観上少しでも若く見えるようにする治療である．ただ，機器治療において確実に言えることは，熱によって組織を収縮させ，また新しいコラーゲンなどの線維構造を作り変えることで物理的に下垂したものを引き上げる，引き締めることができるので，予防的な側面も有するということである．機器の標的となる層は真皮，皮下脂肪組

織，SMAS などで，2次元的，3次元的に引き締め，引き上げる．しかし機器ではボリュームを戻すことはできないし，内部構造の変化(支持靱帯弛緩による下垂)を改善することは難しい．その役割を持つのが，充填剤である Filler となる．

　他にも糸によって組織を引き上げたりすることも可能である(スレッドリフト).

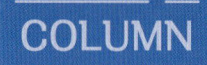

## 美容医療はポジティブに，でも常にリスクも考えて

　医療はきちんとしたエビデンスのもとにリスクも考えて治療を行うのが基本である．美容医療もそれは何も変わらない．ただ我々の仕事は病気を扱うのではなく，健常な人を明るく元気にするための医療である．悪い話ばかりして，リスクを回避しつつ消極的な治療をしてはいられない．ポジティブな医療が基本となる．しかし昨今のドクターは軽いノリでポジティブなことばかりで治療を行う傾向にある．美容医療は患者を元気にするのが仕事ではある．しかしながら医療は不確実性の要素がある．絶対に成功するとは限らない．どんなに完璧な治療をしても上手くいかないことがある．予想だにしないことだって生じる．ノリだけで治療できるようなものではない．常に勉強して，経験で補えない部分は身につけた知識を最大限に使って，危機を事前に回避しなければならない．美男や美女の医師が治療する方が患者も嬉しいかもしれないが，すべてのことは自身の知識と技術があってこそである．自惚れは最大の敵である．常に勉強，書籍を読み漁り，文献を調べ，学会に足繁く参加してこそ患者に信頼されるのである．

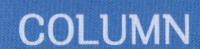

## 科学的か否か

　美容医療はエビデンスのないまま突き進んでいる傾向にある．もちろん，安全性に関しては長期間が経たないとわからないものも沢山ある．数年大丈夫だったが，後でトラブルが生じてきたという治療もあるのが現実である．ではどうすればよいのだろうか．なんの論文もない治療方法は非科学的である．使ってみたら何かよい感じがするし，今まで特に何も起こっていないから大丈夫，それは医学ではない．よく学会の質疑応答で，安全性に関して質問された時，理屈で答えるのではなく経験で答える医師がいる．経験は誤りである．誰もが納得できる理論で説明し，かつリスクも話さなければいけない．もちろん後年，それが誤りであることもあり得る．しかし科学として冷静に判断しなければならない．使用する側はその製品，治療法に関して与えられた情報をもとに科学者として自身で判断するべきである．偉い先生が言っているからとか，みんな使っているからではいけない．美容医療は非科学的なのか．医師免許を持った我々医師が行うものである以上，科学的なものであるべきである．100％安全はないし，誰も保証はしない．だからこそ科学的に冷静に判断するべきである．最近のドクターは流行に乗ろうと躍起になっている．その治療法を取り入れる理由が流行っているから，乗り遅れたくないからでは，患者には不誠実である．

## 自分が使用してよかった化粧品

　よく自らが使用して素晴らしいと思う化粧品だけ取り揃えていますと言う医師がいるが，自分の肌はたくさんある肌質の中の1つであり，自分に合うから患者全員に合うわけではない．でも自身に使って効果がないと，自信を持って患者には勧められない．化粧品というのは成分などの科学的解説を行う必要はあるが，使い心地など，科学的なことだけでは説明が難しい部分もある．ただ自分の「感覚」だけで患者に勧めるのはあまり好ましいことではない．

<各論>

# 各種機器の特徴と用途

<各論> 各種機器の特徴と用途

# 1. 炭酸ガス（CO₂）レーザー

炭酸ガスレーザーは 10600 nm の赤外線領域の波長を発振するレーザーである．

気体である炭酸ガスが窒素やヘリウムとともにレーザーの発振器（光共鳴器）に封入され，$CO_2$の分子が窒素分子を介して励起されてレーザーを発振する．

水への吸収をメインとするレーザーである．この吸収率は総論で述べたようにほどほどの率であり，水を含む組織がレーザーを吸収して，このエネルギーが熱へと変わり（光熱作用），瞬時に蒸発するような高温に達する．これが蒸散である．蒸散とは組織の気化である．蒸散した周囲の組織には熱が伝わり，熱凝固作用が生じて，さらに外側では純粋な熱によるダメージ，熱変性が生じる．細かく見ると蒸散した部分のすぐ外側には炭化層（焼痂）が生じ，そして熱凝固，熱変性層がある（図 55）．

この蒸散と凝固の作用によって出血を最小限に抑えながら組織をカットするレーザーメ

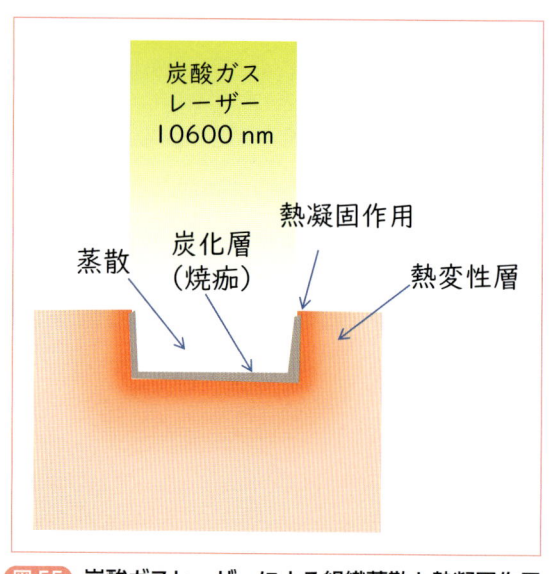

**図 55** 炭酸ガスレーザーによる組織蒸散と熱凝固作用

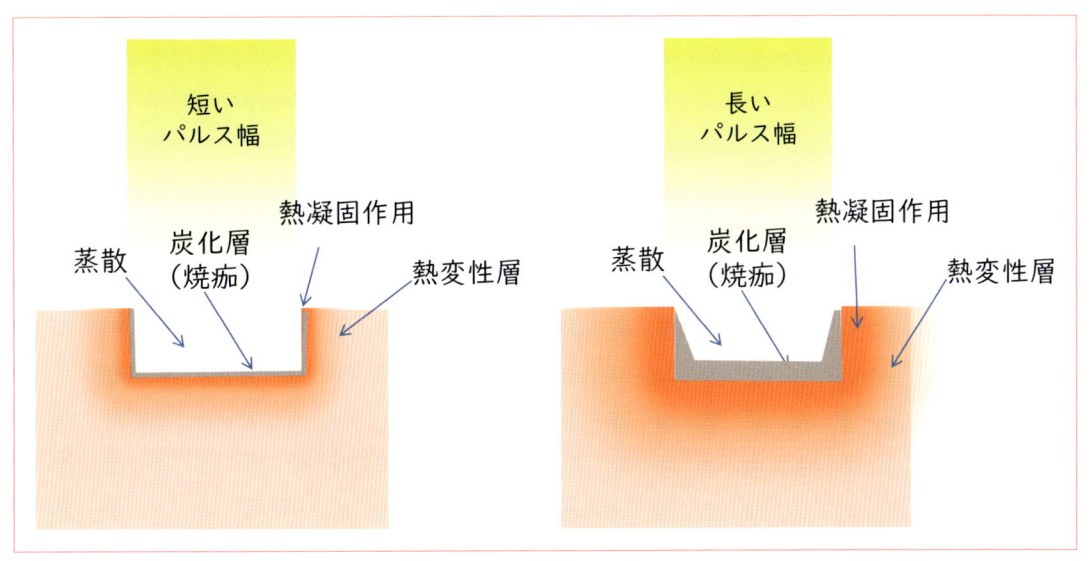

図56 パルス幅による違い

スなどに用いられる．美容皮膚科の領域では，ホクロなどの皮膚腫瘍を蒸散させて除去することに用いられる．

　またレーザーの発振効率がよいため，連続して秒単位で照射もできる．通常のレーザーは高エネルギーで何秒も続けて発振し続けることができないのである．

　逆にマイクロ秒単位の短い時間での発振も可能である．熱凝固作用はレーザーを発振している時間によって変化し，短い時間であればあるほど炭化〜熱凝固層は薄くなる．長くなるほど炭化〜熱凝固層や熱変性層は大きくなり，周囲への熱ダメージが広がっていく．通常切れ味のよい短いパルス幅をスーパーパルスやウルトラパルスと称する（図56）．

### 何に使えるの？

　炭酸ガスレーザーは非常に汎用性が高い．我々の領域では必須の機器と言える．

　蒸散，つまり組織を切り取ることなく瞬時に高熱にすることで蒸発させる．削ぎ取ること，切開することを基本とし，それと同時に熱凝固作用によって止血にもなるので，出血の少ない施術が可能である．

　皮膚を切開したり，ホクロを取ったり，イボを焼いたり，ざ瘡後瘢痕（ニキビ跡）を削り，再構築して改善したり，瘢痕やシワの改善を図るなど，様々な用途がある．

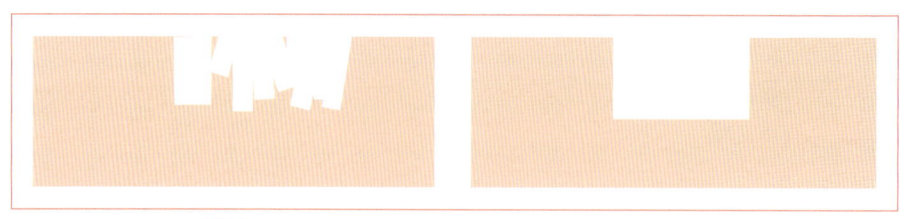

**図57 スキャナ搭載の炭酸ガスレーザーの治療結果** a|b
a：スキャナなし　b：スキャナあり

 使ってみよう

## （1）ホクロ

ホクロは良性の皮膚腫瘍である．医学的には腫瘍として完全切除して再発を生じないことが理想であるが，美容の場合はここに傷跡をきれいにするという目的が加わる．その場合，メスによる手術では切除して縫合した後の瘢痕が生じる．どんなに丁寧に縫合しても，時にレーザー治療後の瘢痕のきれいさには勝てない．

治療の際には患者に再発のリスクの旨はしっかりと伝える必要がある．医学的に正しいのはメスによる切除で，美容的にきれいに仕上げるのはレーザーである．ただしすべてのホクロがレーザーできれいに取れるわけではない．深度のあるものは難しい．

レーザーで治療する際にはある程度以上の大きさであれば局所麻酔の注射を行ってから治療を開始する．ごく小さいものであれば麻酔は不要である．

できるだけ細いゲージの針で皮内注射の麻酔を行えば，即時に局所麻酔が効くので，待つことなく治療を開始する．

レーザー照射によって蒸散した組織は煙となり，一部は焼痂となる．生理食塩水を浸み込ませたガーゼもしくは綿棒で焼痂をその都度拭き取る．

また機種によってはスキャナが搭載されており，決められた大きさ（数mm大）に均一に蒸散ができる．スキャナが搭載されていないと1mmに満たないレーザー径であり，時にガタガタな表面となって整容的な結果が劣る（図57）．

治療のコツとしては，高いエネルギーで一度に深く蒸散させるのではなく，「薄皮が剥がれるような」エネルギーで蒸散し，色素や腫瘍組織の残存を目視しつつ最小限の蒸散の深度で除去するようにすることである（図58）．最終的な仕上げは目視できるホクロ（腫瘍）を除去したら，それ以上は蒸散しないで，メラニン色素に反応するレーザーであるQスイッチルビーレーザーやアレキサンドライトレーザー照射を追加して終了し（図58），必要に応じて数か月ごとに複数回治療という手法をとることが多いが，全層の皮膚を除去することで1回の治療で再発も起こりにくくする手法もある．整容的には前者が優れるが，深い層まで腫瘍がある場合は再発時に瘢痕と色素が混じったようになって治療することが難しくなることもあるので，ケースバイケースである．筆者は回数をかけても，再発しても美容的に最も優れた方法で治療しようと患者に事前に説明している．事前の説明が肝要で，患者が理解してくれないと，あそこのクリニックで治療したらすべて再発したと陰口

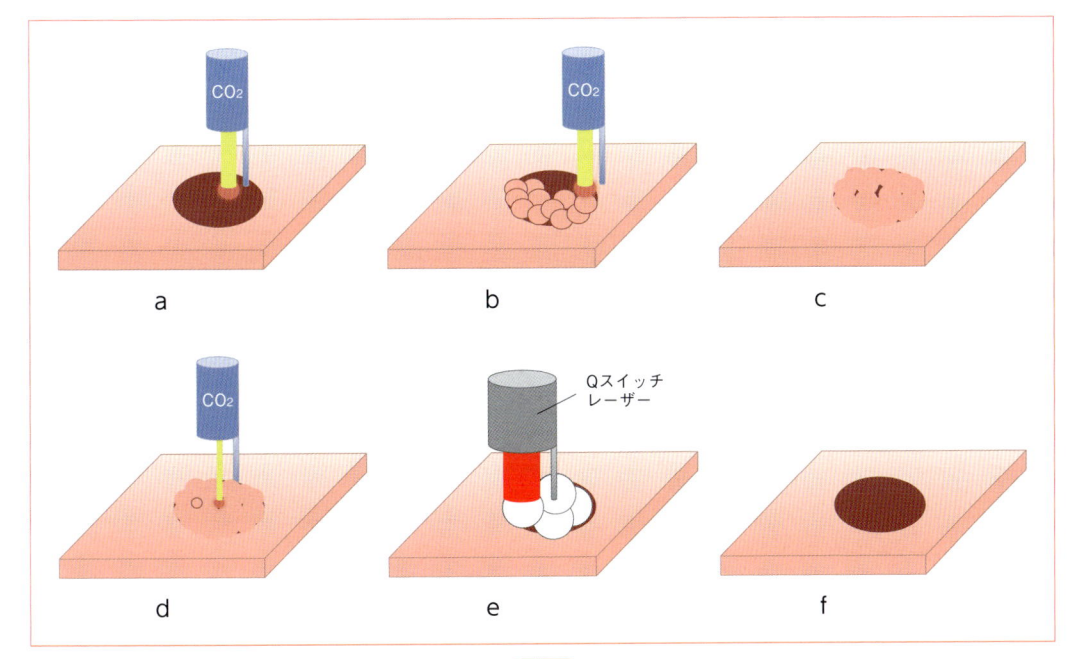

**図 58**

a：1〜2 mm の大きめの照射径でホクロの組織を蒸散させていく.
b：肉眼的にホクロの色素が見えなくなる層まで照射していく.
c：無理にすべてを蒸散する必要はない.
d：深部に残存している色素を 0.5 mm 程度の小径で蒸散させていく. 残存部は中心に多いので，中央ほど深く処理するとよい.
e：わずかに残存する部分は深追いすることなく，Q スイッチレーザーを照射していく.
f：肉眼的にほぼ色素が視認されない状態を治療のエンドポイントとするが，深い層まで色素がある場合には，無理にすべてを除去しようとせず，後日また再度実施する方が最終的な瘢痕は軽度である.

を叩かれることがある.

　なお，ホクロの多くが色素は表層のみに留まることが多い. どこまで蒸散させたら十分なのか迷うかもしれないが，慣れてくるとやや白くて目が粗いようなホクロ特有の構造が肉眼でもわかるはずである.

　照射後は抗生剤含有軟膏を塗布し，テープで被覆する. 小さな擦り傷なので，これで十分である. 初日は出血しやすいので，チューシャバン™を貼付，その後 1〜2 mm 径程度のものであれば最低 3 日ほどサージカルテープを貼付し，以後は外用のみにて 1 週間程度で上皮化する. ホクロの径が大きい場合は 1 週間程度，チューシャバン™もしくは可能ならハイドロコロイドドレッシング材を貼付する.

　取り残しによる短期的な再発は 3 週後から顕著になる. 創傷治癒などを考えて，1 か月，できれば 2〜3 か月の間隔で治療を行う（図 59, 60）. 長期経過後も再発し得るのできちんと説明をしておく. ただし長期経過後の再発の場合，ホクロが広がっていないか，形状を変えていないかを注意深く確認する. 悪性黒色腫や基底細胞癌を除外しなくてはならない.

　なお，炭酸ガスレーザーはレーザーによって皮膚を削っているものであり，怪我と何ら変わりはない. 胸や肩などを深く削ると肥厚性瘢痕，ケロイドを生じ得る.

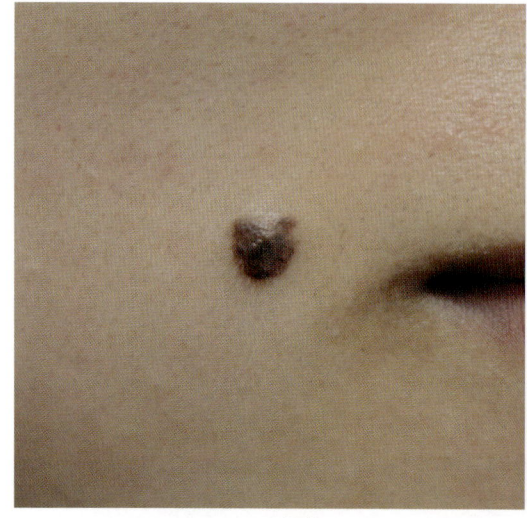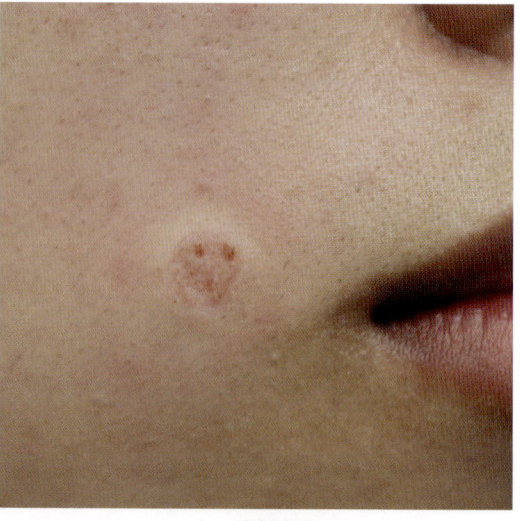

a．照射前　　　　　　　　　　　　　b．照射直後

**図59** 炭酸ガスレーザーによる実際の照射

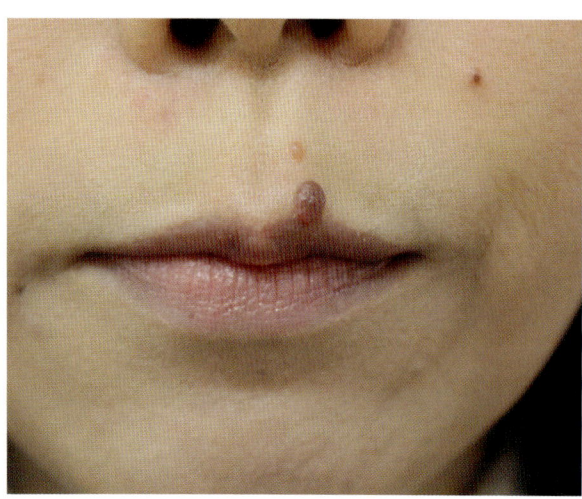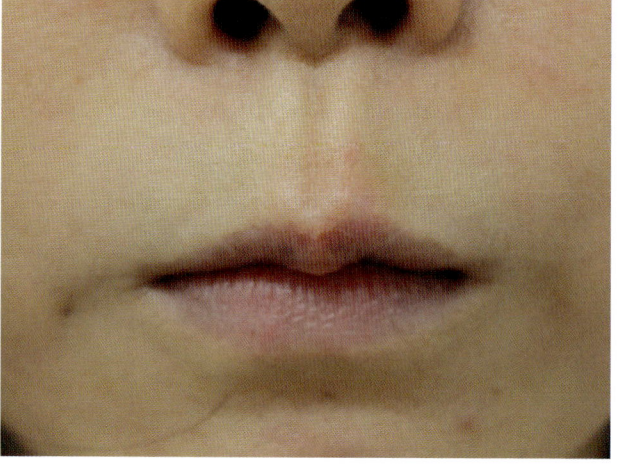

a．治療前　　　　　　　　　　　　　b．治療3か月後

**図60** 炭酸ガスレーザーによるホクロの治療症例

　その他でも顔以外の部位は瘢痕が周囲より白くなりやすいし，口唇周囲は少し隆起が生じることも多い．部位によるリスクはきちんと事前説明するべきである．

　口唇周囲（特に鼻下）の治療後隆起を気にする患者には数か月間のテープ固定などを勧める．この固定は肌色のサージカルテープ24時間貼付で，数か月間と長期に実施する．患者の美意識が高い場合には勧めることが多い．

　口唇（赤唇部）は治りがよいが少しでも深く蒸散すると瘢痕化しやすい．薄い色調であれば蒸散しないでメラニン色素に反応するQスイッチルビーレーザーやアレキサンドライトレーザーのみの治療が無難である．

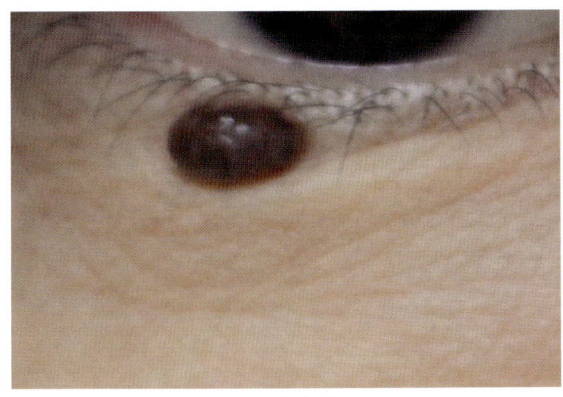
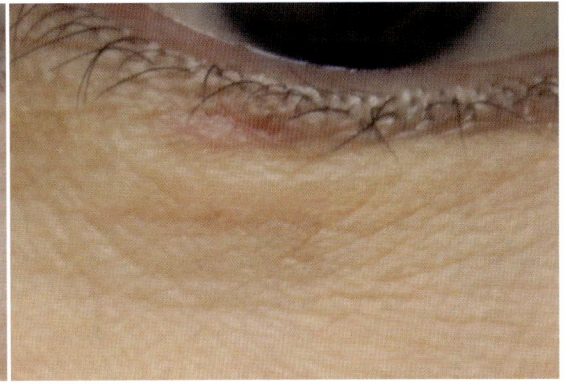

a．治療前　　　　　　　　　　　　　　　　　　　b．治療3か月後

**図61** 炭酸ガスレーザーによる眼瞼縁周囲のホクロの治療症例

眼瞼縁周囲のホクロは粘膜への照射で眼瞼の変形を招くなど，治療にコツが要る（図61）．隆起しているものが多く，視界の邪魔になって治療を希望される患者が多い．何しろ深くまで蒸散させない．平坦になるレベルまでに留める．初心者は手を出さない方がよい．

### （2） 老人性のイボ（脂漏性角化症）

基本はホクロと同じであるが，深い層まで焼灼する必要はなく，表皮から少し真皮に入るくらいの層で平らになったら蒸散は十分である．色素が若干残っていても無理して蒸散することはない．取りきれていないと感じたら直後にQスイッチルビーレーザーやアレキサンドライトレーザーを重ねて照射することで瘢痕や炎症後色素沈着のリスクを減少させるのも1つの手段である．

ほとんどの場合，麻酔は不要であるが大きなものは局所麻酔を要する．数が多い場合は塗布麻酔を行った方がよい．

### （3） 首のイボ（アクロコルドンなど）

極小のレーザー径で突起した部分のみを蒸散する．正常皮膚には当たらないよう細心の注意が必要である．わずかでもダメージが大きいと発赤や炎症後色素沈着が遷延する．個人的には剪刀で切ったり，弱い電気メスなどで表面だけを凝固する方が治療後のダメージが少ないと思っている．

### （4） 脂腺増殖症

中高年の顔面に通常多発する数mm大の隆起性で中央に臍窩を有する結節である．脂腺が加齢で大きくなったものであるので，病変はかなり深い．ごっそり蒸散しないと完全除去ができないことも多い．平坦に除去するだけだと早期に再発するので，少し深めに蒸散するが，その上で特に中央の臍窩部を1mmに満たない径で穴を開けるように蒸散すると

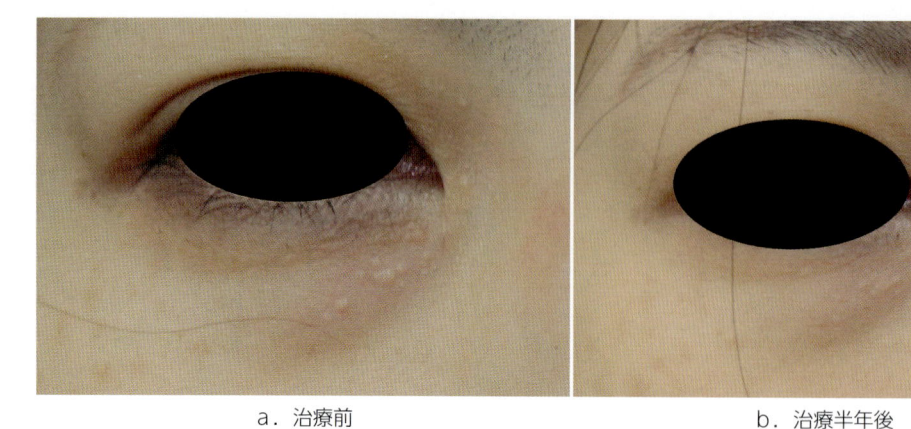

a．治療前　　　　　　　　　　　　　　　b．治療半年後

**図62** 炭酸ガスレーザーによる汗管腫の治療

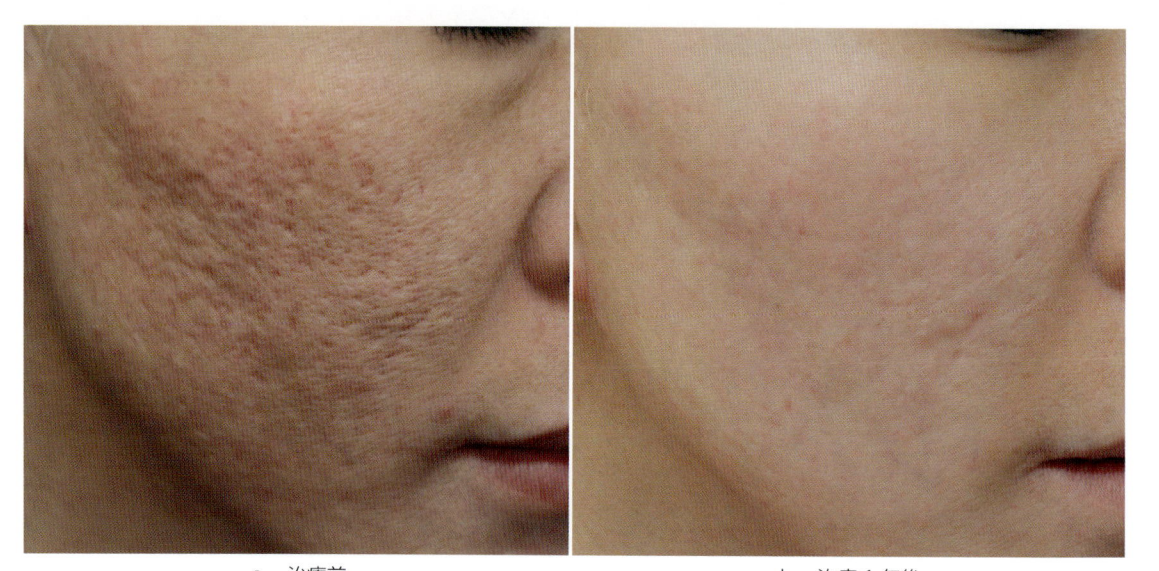

a．治療前　　　　　　　　　　　　　　　b．治療1年後

**図63** 炭酸ガスレーザーによるざ瘡後瘢痕（ニキビ跡）の治療症例

短期再発が少ない．

## （5）汗管腫

　主に下眼瞼（特に内側）に多発する2mm程度の小さな隆起結節である．これも深いことが多いので，レーザーの径を絞り，皮膚全層を打ち抜くように除去する．極力ハイドロコロイドドレッシング材を貼付して上皮化させる（図62）．瘢痕などの問題があるので，最近ではフラクショナル炭酸ガスレーザーで平坦化することも行う．

## （6）ざ瘡後瘢痕（ニキビ跡）

　陥没した瘢痕で，瘢痕の縁がしっかりとある boxcar 型，径は小さいが深いくぼみの ice

pick 型，なだらかなくぼみの rolling 型がある．詳細は成書を参照してもらいたいが，瘢痕が主に真皮に留まる boxcar 型や ice pick 型に炭酸ガスレーザーは有用である．

　最も効果的なのはアブレーションで，局所麻酔下に面状に真皮中層，熱傷で言うと浅達性Ⅱ度熱傷(DDS)〜深達性Ⅱ度熱傷(DDD)の間くらいの深度まで蒸散させて，かつ少し熱凝固作用も生じさせる．上皮化まで約2週間程度，ハイドロコロイドドレッシング材の貼付を行う．しかし長期にわたる発赤と場合によっては炎症後色素沈着(Post Inflammatory Hyperpigmentation；PIH)が生じる．治癒まで約半年ほどかかり，その後も質感が馴染むにはおおむね1〜3年かかる．これは初心者にはお勧めできない．結果は劇的だが，ハイリスクである(図63)．そのためフラクショナル炭酸ガスレーザーが最もよく使われている．

### 注意点

　蒸散させるのみではなく周囲に熱凝固層が生じるので，思ったよりも広い範囲で熱ダメージを生じる．予想外の瘢痕を生じることがある．高いエネルギーでの照射はそもそも蒸散が強すぎて，穴が開くような深い陥没になってしまうこともある．

# 2. フラクショナル炭酸ガスレーザー

　　レーザーの形状をフラクショナルという小さなビーム型の多数のレーザービームに分割する，言ってみれば散弾銃のようなビームにする装置がフラクショナルレーザーである．フラクショナルのビーム径は 0.1 mm 程度であることが多く，この場合 24 時間以内に極小径の組織欠損は修復され，その創傷治癒機転によって新しいコラーゲン組織などが産生されることでざ瘡後瘢痕（ニキビ跡）のくぼみや小ジワなどに有効である．特に面積としては全体の数〜10 % 程度の照射ゆえ，面状に照射するよりも数十倍の単位面積あたりエネルギー（$J/cm^2$）となる．強力なダメージを安全に与えられる．ここで蒸散系の炭酸ガスレーザーをフラクショナルビームとすると，照射によって組織が点状多数に蒸散された状態，つまり真皮にまで到達する極小の穴が生じる（図 64）．これはすぐに修復されるが，その穴の周囲は熱凝固，熱変性が生じるため即時に肉眼で視認できるほど収縮し，また徐々に組織が再構築（リモデリング）される．

　　なお直後から点状痂皮が多数生じ（図 65），極小の穴は 24 時間以内に上皮化されるが痂

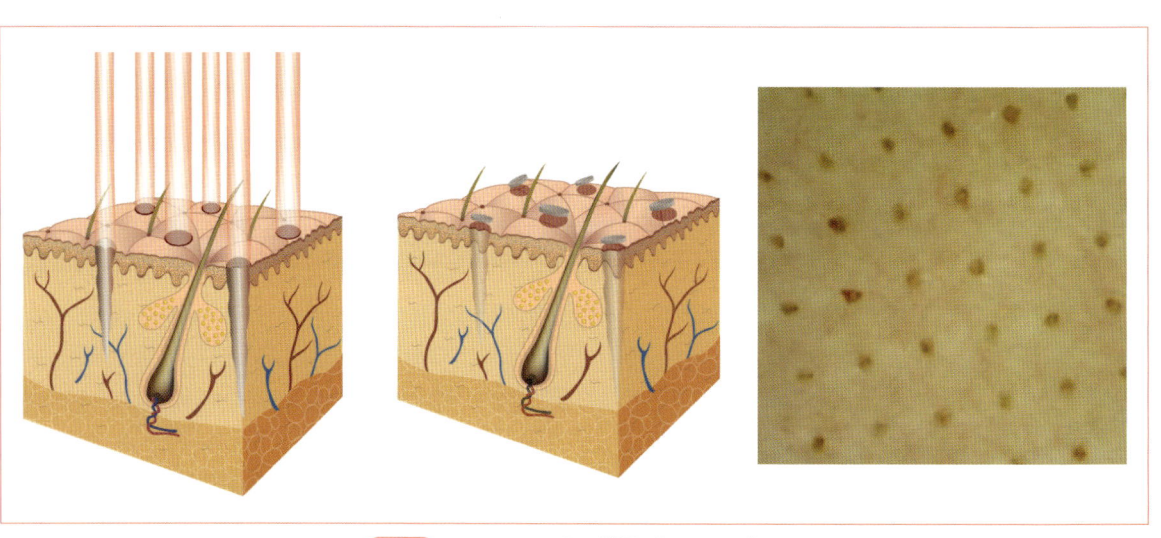

**図 64** フラクショナル炭酸ガスレーザー
0.1 mm 径のレーザービームを多数照射し，皮膚に微小な孔を作る照射方法．
面状の照射と異なり，周囲組織からの速やかな創傷治癒を生じさせる．

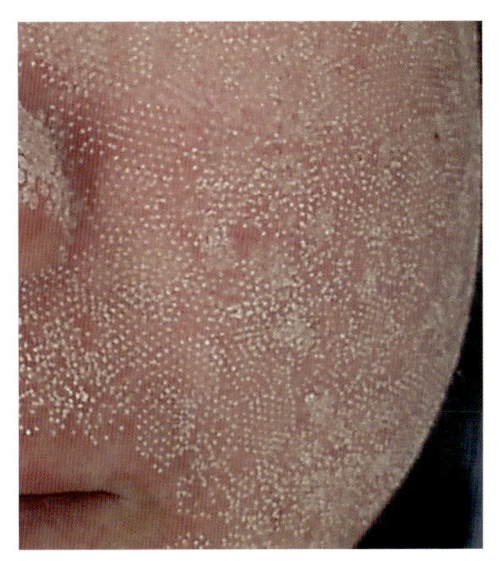

**図65** フラクショナル炭酸ガスレーザーによる実際の施術直後

皮自体は5〜7日程度黒く点状に残存する.

## 何に使えるの？

組織を置換するわけであるからざ瘡後瘢痕を含めた各種瘢痕，シワなどに有効である．また広範囲に広がる細かい隆起性病変（汗管腫など）にも用いられる．

## 使ってみよう

### （1）ざ瘡後瘢痕（ニキビ跡）

ざ瘡後瘢痕（ニキビ跡）とはざ瘡（ニキビ）ができたことで生じた瘢痕である．その中で主に真皮に瘢痕が留まる boxcar 型や ice pick 型に有効である．蒸散で瘢痕組織を削り，新しい組織に置換する．

塗布麻酔ののちに，深い瘢痕部分にはやや強めのエネルギーで小径のサイズの高密度（単位面積あたりのレーザービーム数が多い設定）スキャニングパターンにて照射，その上で全体に少し弱めの大径の低密度スキャニングパターンで照射を行う．24時間で上皮化されるため，その間はハイドロコロイドドレッシング材を貼付し，以後はステロイド含有クリームもしくは軟膏を1週間塗布する．照射後すぐはやや滑らかになる程度であるが，創傷治癒機転によって照射後半年ほど経過すると改善が認められる．それゆえ2か月以上の間隔を空けてまず3回照射して，その後は半年経過を見て，患者とともに効果を評価する．必要ならその後に追加照射する．短期間の1か月後などで効果を評価しない方がよい．それでは表面を削っただけの効果しか見られていない．時間とともに改善することをしっかりと説明しておくことが重要である．またエネルギーを低めに全体にフラクショナルモードで満遍なく照射する手技も簡便ではあるが，やはりざ瘡後瘢痕という性質上，高いエネ

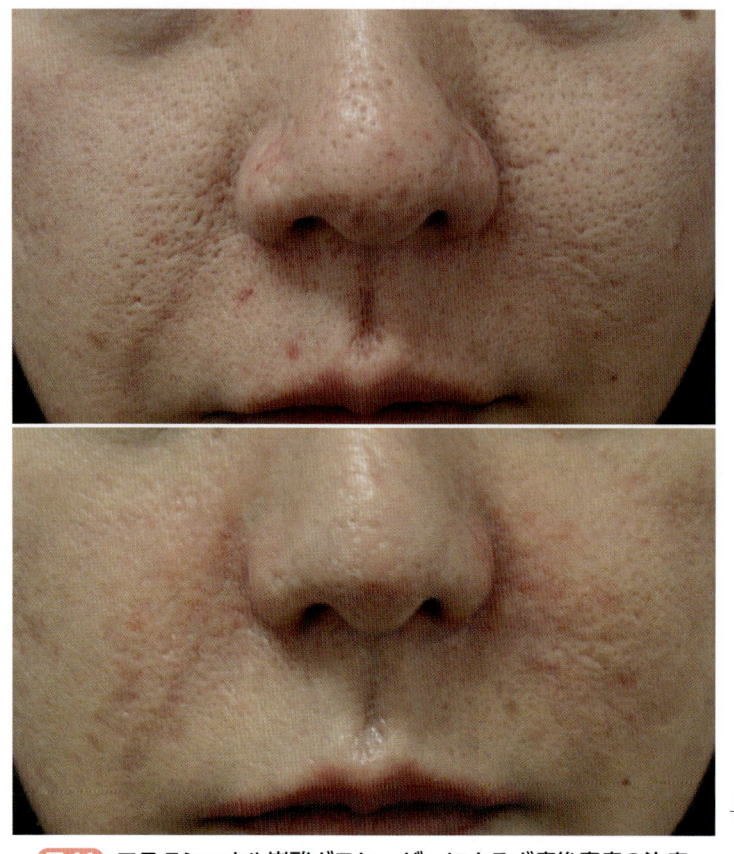

**図66** フラクショナル炭酸ガスレーザーによるざ瘡後瘢痕の治療
a：治療前　　b：4回治療後

ルギーで蒸散，熱凝固作用をしっかりと与えた方が結果がよい（図66）.

## （2）瘢 痕

　成熟した白色瘢痕を主として治療できる．くぼんでいるもの（水痘後の瘢痕など）や外科手術後，リストカット後などの線状瘢痕が対象である．くぼんでいるものはざ瘡後瘢痕と同様の手技を用いる．線状瘢痕の場合は，瘢痕部と周囲1mm程度を含めて高エネルギー，高密度にて照射を行う．白色の線が消えるというよりも周囲とぼかすようなイメージである（図67，68）．照射後の処置はざ瘡後瘢痕と同様であるが，回数に関しては5回以上かかることが多い．また顔面と異なり四肢などでは照射後の発赤遷延や炎症後色素沈着（Post Inflammatory Hyperpigmentation；PIH）が高頻度に見られる．特に2回目の照射以降に多いので，治療間隔は空けるようにした方がよい.

## （3）シ ワ

　タルミを伴わないようなシワに有効である．細かく線状に生じている，いわゆる小ジワには適している．つまり目の下が最も用いやすい（図69）．あまり高いフルエンス，高密

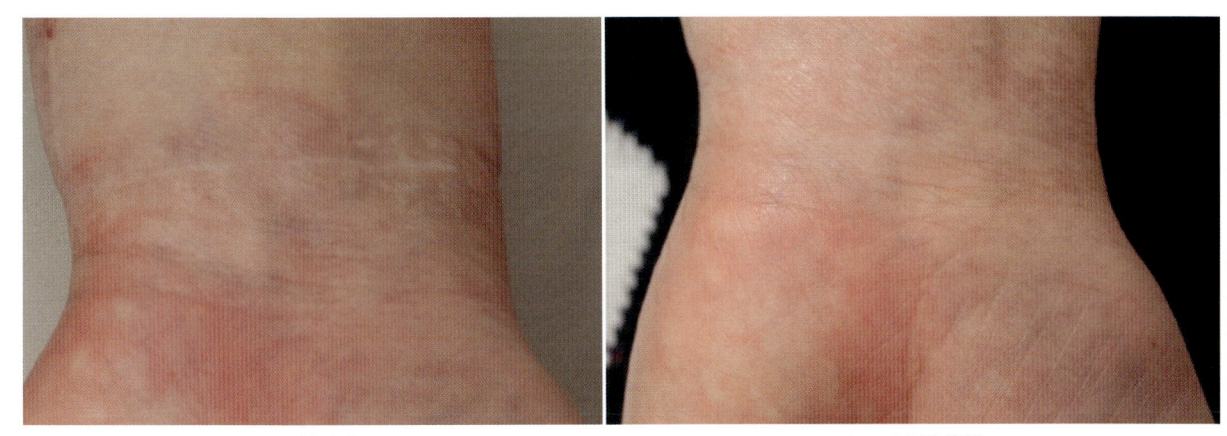

a．治療前　　　　　　　　　　　　b．4回治療後

**図67** フラクショナル炭酸ガスレーザーによる切創後瘢痕の治療

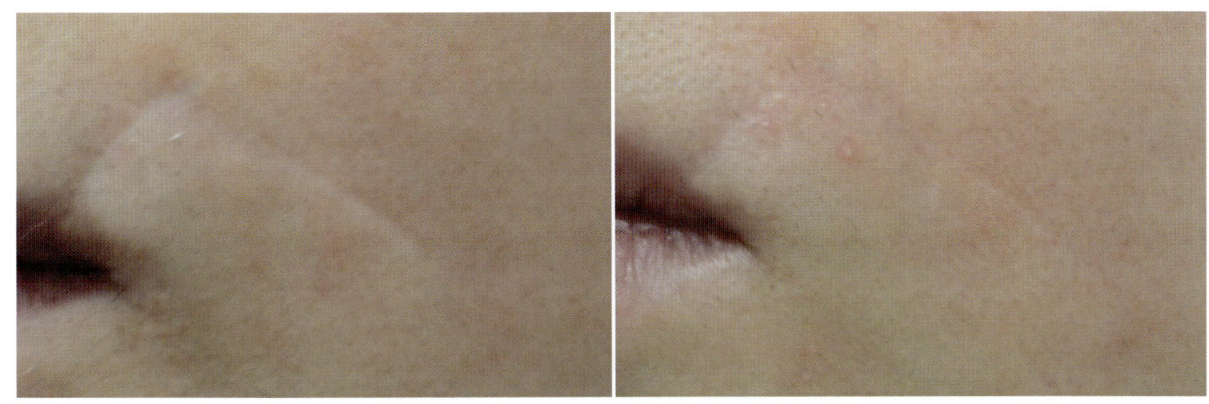

a．治療前　　　　　　　　　　　　b．7回治療後

**図68** フラクショナル炭酸ガスレーザーによる外傷後瘢痕の治療

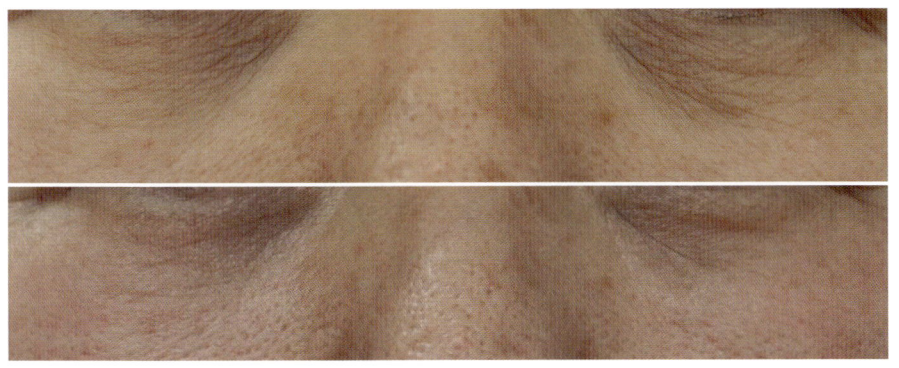

a/b

**図69** フラクショナル炭酸ガスレーザーによる目元の小ジワの治療

a：治療前　　b：1回治療1か月後

度での照射はダメージが強くて PIH のリスクが高いが，密度が高いほど隣り合う穴同士が創収縮で引っ張り合うため効果は高い．

　一般には低フルエンス，低密度で照射を行い，必要によって PIH のリスクに配慮しながら 2 パス目照射を行う．

 **注意点**

　面状に作用はしなくても，ドット状に高密度で照射すると結局は面に近くなる．さらには通常単位面積あたりのエネルギーは強く，深いダメージが生じやすい．これは PIH になるリスクがあるということであり，最悪，瘢痕にもなり得る．特に乾燥した肌に照射すると皮膚に穴が空いたようになって多数のドット状のくぼみが毛穴のように見える瘢痕が生じる．

<各論> 各種機器の特徴と用途

# 3. Er:YAG レーザー
# (フラクショナルを含む)

　国内ではエルビウムレーザーと呼称することが多い．YAG（ガーネットの1種）結晶にエルビウムを混合して作られたレーザーロッドから発振される 2940 nm 波長のレーザーである．水分に非常によく吸収されるため，前述の炭酸ガスレーザー（64 ページ）よりもさらに蒸散作用が主となる．通常はほとんど周囲に熱凝固作用をもたらさない．ただし，レーザーはそのエネルギー強度とパルス幅によって光熱作用は変動するため，機種によっては熱凝固作用を生じさせることもできる．また逆にエネルギー強度を落として蒸散させずに熱を発生させることも可能である．この場合は単発では弱いため，何度も照射を短時間で重ね合わせて，組織を加熱することとなる（図 70）．また炭酸ガスレーザーのようにフラクショナルモードで発振する機器もある．

　通常の熱凝固を伴わない蒸散作用の利点は余計な瘢痕を残しにくいこと，治療時の疼痛

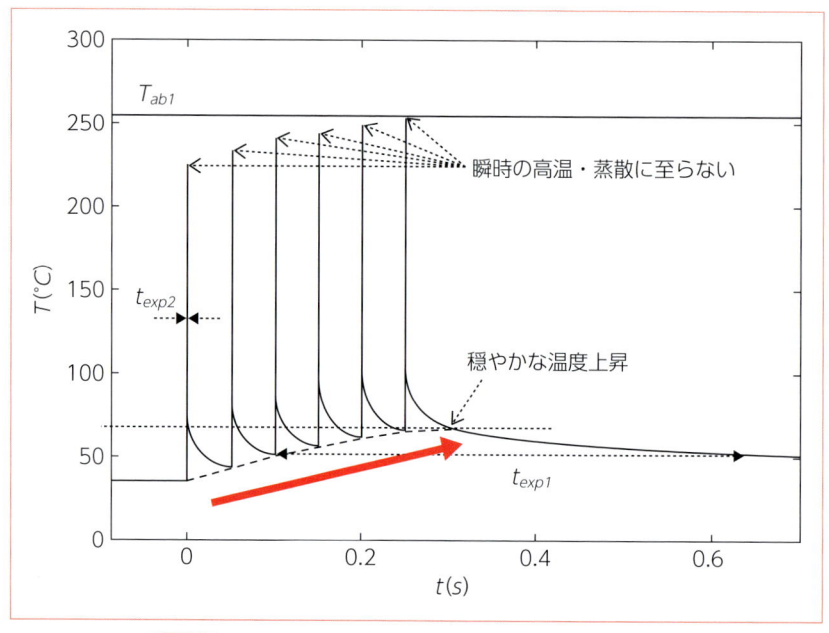

**図 70 Er:YAG レーザーにおける非蒸散照射**
瞬間的な温度上昇であれば，蒸散に至らない．その後 2 次的に温度が緩やかに上がるのみ．
複数パルス照射で積み重ねていき，緩やかに温度が上昇する．

が少ないことである.

 **何に使えるの？**

　基本的には炭酸ガスレーザーと同じである．蒸散作用を利用して腫瘍の除去やアブレーション，フラクショナルレーザーでの瘢痕やシワの改善などが主目的となる．また非蒸散モードにおいては皮膚や粘膜を加熱して組織の収縮やコラーゲンの増生などを促すことでタルミの治療にも用いられる．

 **使ってみよう**

### (1) ホクロ

　基本的には炭酸ガスレーザーと同じであるが，熱凝固作用がほとんどないため深くまで蒸散すると出血量が多めになる．ただ治療時の疼痛は少なく，局所麻酔も不要なことが多い．また，炭酸ガスレーザーは蒸散した層以上に深くまで熱凝固作用でホクロの細胞が破壊されていると考えるが，Er:YAG レーザーの場合は蒸散させた層までしか損傷を受けないので，治療深度の見極めが容易である．

　炭酸ガスレーザーと Er:YAG レーザーの両方を所有している場合には，浅い層まで局在するホクロであれば Er:YAG レーザーを用いる方がきれいに仕上がる．

　治療手技や治療後のケアも炭酸ガスレーザーと同じである（66 ページ）．

### (2) 老人性のイボ（脂漏性角化症）

　表皮から真皮乳頭層に局在するので Er:YAG レーザー治療が最適となる．熱凝固作用が少ないため丁寧な照射を心がければ治療後の発赤も少ない．照射によって生じる焼痂をこまめに拭き取り，深度を確認して，無理に深くまでは蒸散せずわずかに残存があるようでも直後に Q スイッチレーザーを強めに照射すれば残存するものは除去できることが多い．通常麻酔などは不要である（図 71）．

### (3) 首のイボ（アクロコルドンなど）

　炭酸ガスレーザーと同じく極小径で突起した部分のみを蒸散する．正常皮膚には当たらないよう細心の注意が必要である．やはり治療後の発赤は少なめである．

### (4) ざ瘡後瘢痕（ニキビ跡）

　Boxcar 型が対象となるが，熱凝固作用が通常は弱く，面状にアブレーションするとかなり出血が多くなるので，蒸散モードでパルス幅を長く設定できる機種に限って適応となる．フラクショナルモードは炭酸ガスレーザーと同じく有効である．

### (5) タルミ

　皮膚のみではなく粘膜からも低フルエンスで長いパルス幅にて反復照射（トレインパル

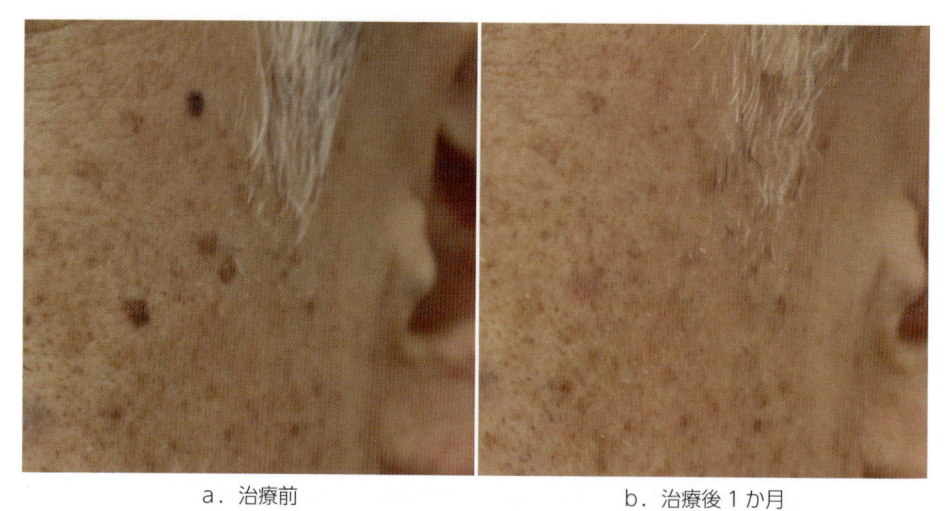

a．治療前　　　　　　　　　　b．治療後 1 か月

**図71** Er:YAG レーザーによる脂漏性角化症の治療

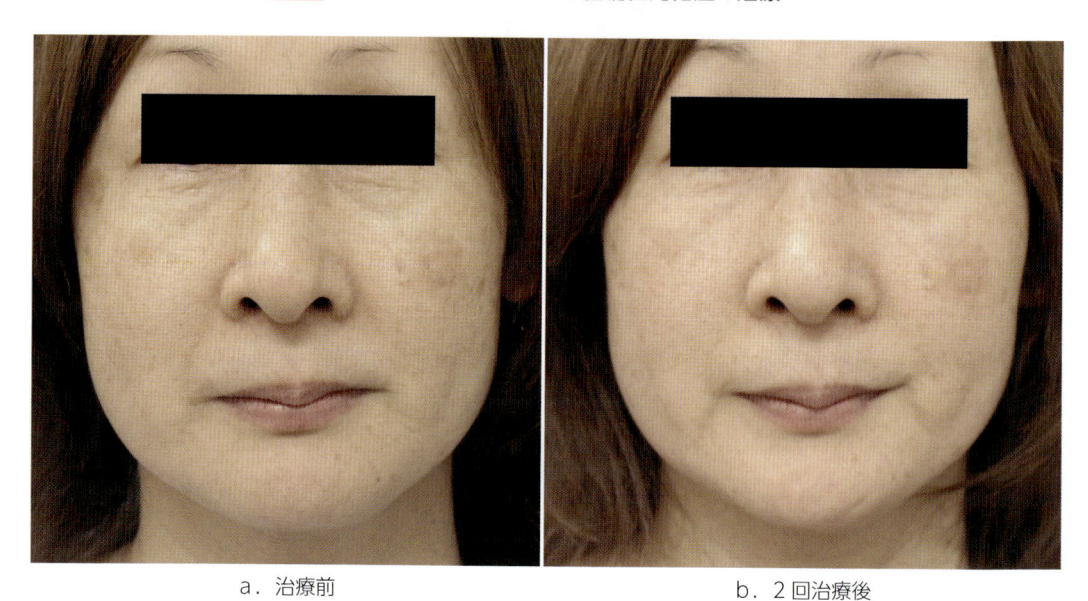

a．治療前　　　　　　　　　　b．2 回治療後

**図72** Er:YAG レーザーによる口腔内，皮膚照射

ス）をすることによって蒸散を生じずに徐々に蓄熱され粘膜固有層や真皮に熱ダメージが
生じる．これによってタルミが改善する．特に鼻唇溝やマリオネットラインを粘膜側から
照射することで持ち上げていく．

　蒸散させないように弱めのフルエンスで何度も重ね照射をして蓄熱を行う．粘膜が縮む
とその上層の組織全体が押し上げられるようになる．粘膜と皮膚両側からの照射でタルミ
を改善する（図72）.

　蒸散が主なので，結局は削っただけの効果でしかないことが多い（だから微細なコントロールが可能ではある）．また出血も認められる．十分な効果を出そうとどんどん蒸散させると結局は創が深くなってしまうので瘢痕や炎症後色素沈着（Post Inflammatory Hyperpigmentation；PIH）などが生じることとなり，無理は禁物である．

　蒸散させない手法では，無理な設定は禁物である．高いエネルギーでの照射や，繰り返しの照射を行うと皮膚粘膜の剝脱など，本来の非蒸散ではなくなってしまう．

<各論> 各種機器の特徴と用途

# 4. アレキサンドライトレーザー/ルビーレーザー

　メラニンに選択的な吸収特性を持ち，両者とも鉱石(宝石)をレーザー発振源に用いた固体レーザーで，アレキサンドライトレーザーは 755 nm，ルビーレーザーは 694 nm の波長である．両者の違いであるが，ルビーレーザーの方が波長が短いためメラニンへの吸収率が高く，またヘモグロビンへの吸収率がより低い．つまりメラニンへの選択的吸収特性として優れている(図 73)．一方，アレキサンドライトレーザーは波長が長い分，深達性に優れ，さらに 1 秒間により たくさんの発数を発振できる(4 準位レーザー)ため，スピーディーな治療が可能なレーザーである．

## 1. Q スイッチアレキサンドライトレーザー/ルビーレーザー

　メラノソームの熱緩和時間である約 50 ナノ秒よりも短い時間で発振されるレーザーで

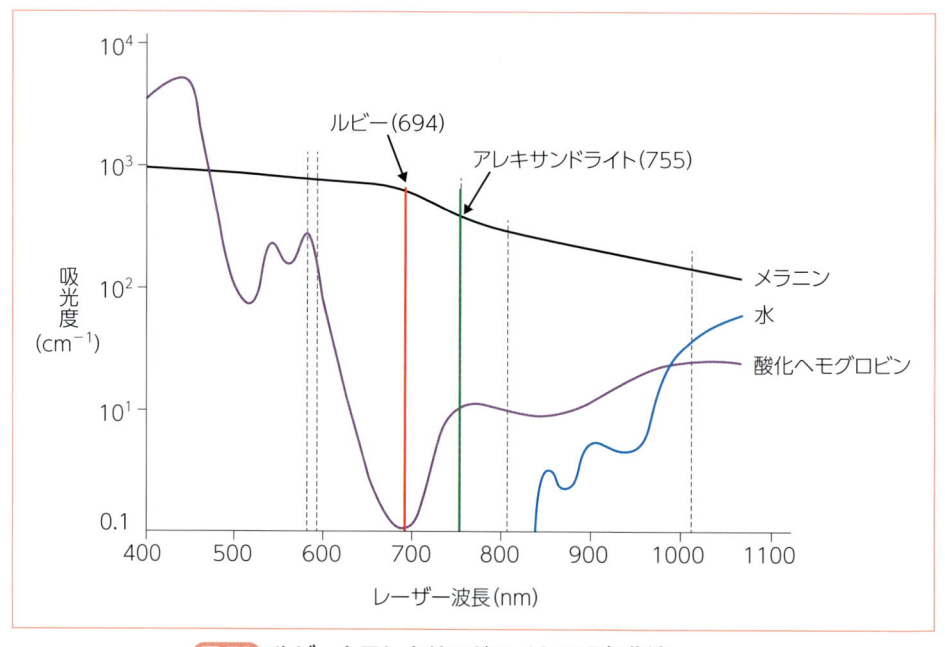

図73 ルビーとアレキサンドライトの吸収曲線

ある．そのためメラノソームを選択的に光熱融解できる．ただし，メラノソームという細胞内の小胞だけを破壊して細胞が壊れないという意味ではなく，細胞内小胞が壊れて（さらには周囲には光機械的作用が広がり）細胞内変性が生じ，結果，メラノソームを含む細胞は死へと至る．

Qスイッチという用語であるが，Quality（質）値を低い数値から高い数値へスイッチングするという意味で，深い内容は他書に委ねるが，溜め込んだエネルギー（反転分布）を一気に放出させる機器で，非常に短い時間での照射が可能となる．短い時間での照射によって，メラノソームを選択的に破壊できる．

## 何に使えるの？

多くのメラニン色素性疾患に有効である．老人性色素斑，雀卵斑などの表在性のメラニン色素性疾患，太田母斑や後天性真皮メラノサイトーシス（Acquired Dermal Melanocytosis；ADM）などの真皮内メラニン色素性疾患に用いられる．真皮内のメラニン色素性疾患にはナノ秒で発振されるQスイッチアレキサンドライトレーザー/ルビーレーザーは必須と言える．長いパルス幅のレーザーでは瘢痕が生じる．一方，表在性のメラニン色素性疾患では表皮が広範囲に損傷を受けても必ずしも瘢痕とはならないので，後述の様々なレーザーを用いることができる．そして実際には熱は広がらないようにコントロールできても衝撃波（光機械的作用）は限局されず，メラノソーム周囲へと広がる．

また，欧米ではQスイッチアレキサンドライトレーザーは主に刺青の治療に用いられるが，Qスイッチルビーレーザーは発振効率の悪さ（治療スピードが遅い）もあって使われない．

##  使ってみよう

### （1）老人性色素斑

いわゆるシミ治療に関してはQスイッチアレキサンドライトレーザー/ルビーレーザーともに最適である（図74, 75）．メラノソームに吸収されたエネルギーによって異常なケラチノサイトを破壊する．この際にメラノソームの熱緩和時間内での照射で強い破壊は狭い範囲に限局され，かつ生じる衝撃波によって表皮，特にメラノソームを多く含む基底膜周囲には空胞が形成され，1週間の痂皮が生じて表皮が剥がれ落ちる．

ある程度以上の茶褐色の色調を有するシミに対して，その形に沿ってレーザーを照射する．その際，広範囲であればアイスパックを用いて冷却しながら，もしくは事前に麻酔塗布を行ってから照射を行う．レーザーのフルエンス（$J/cm^2$）の決め方であるが，即時の白色変化（Immediately Whitening Phenomenon；IWP）が目安とされている．これはパルス幅の短いレーザーに特有の変化で，衝撃波による基底層周囲の空胞変性に起因する（パルス幅の長いレーザーは空胞が生じない＝衝撃波が発生しない）．IWPが完全に生じなくてもシミは取れることもあるが，取り残し防止を含めて確実に除去するにはIWPは重要な目安である．特にQスイッチルビーレーザーでは典型的なIWPが生じやすい（図76）．Qス

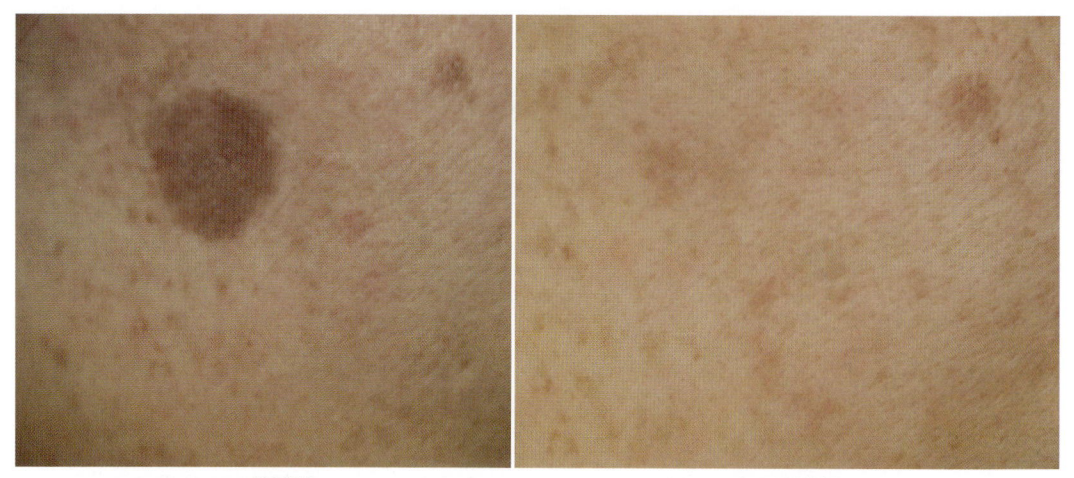

a．治療前　　　　　　　　　　　　　　　b．治療後

**図74** Qスイッチアレキサンドライトレーザーによる老人性色素斑の治療

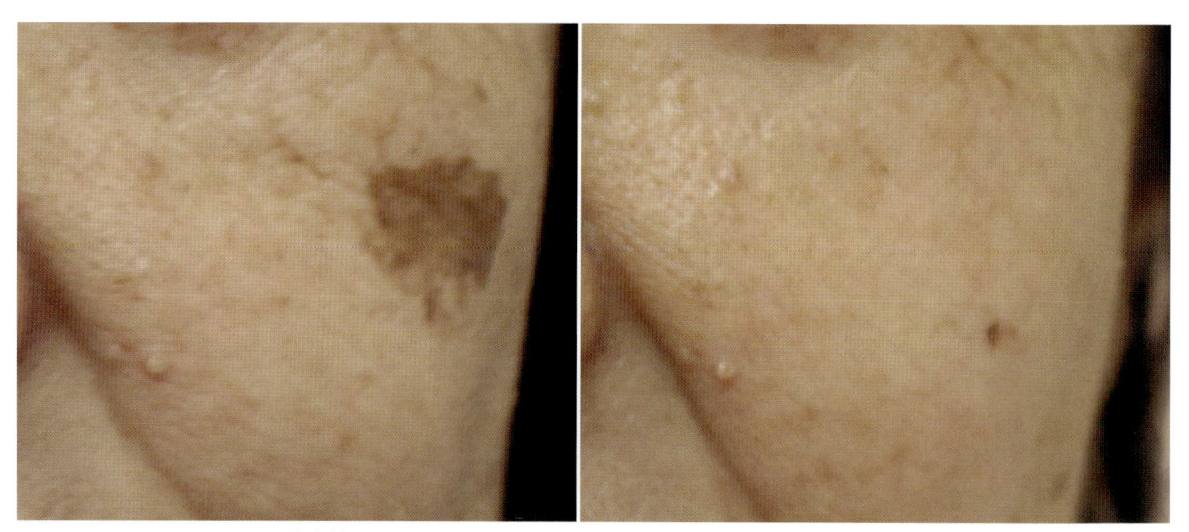

a．治療前　　　　　　　　　　　　　　　b．1回治療後

**図75** Qスイッチルビーレーザーによる老人性色素斑の治療

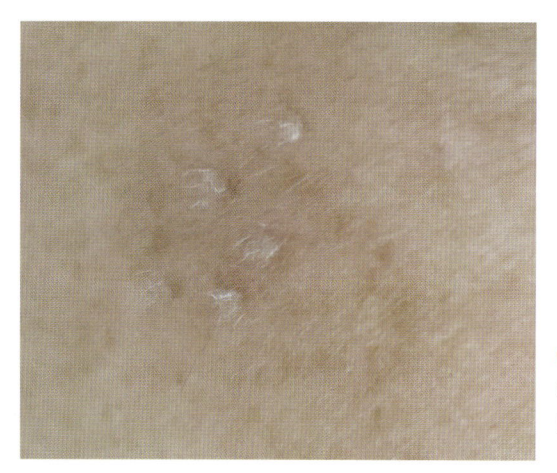

**図76**
QスイッチルビーレーザーのIWP
白くはっきりしている．

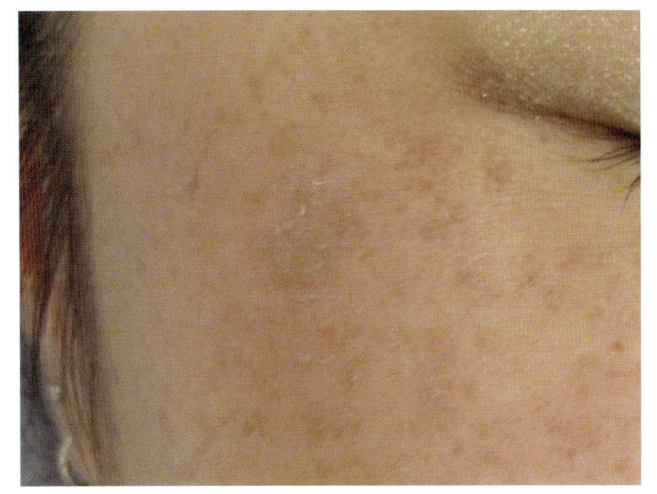

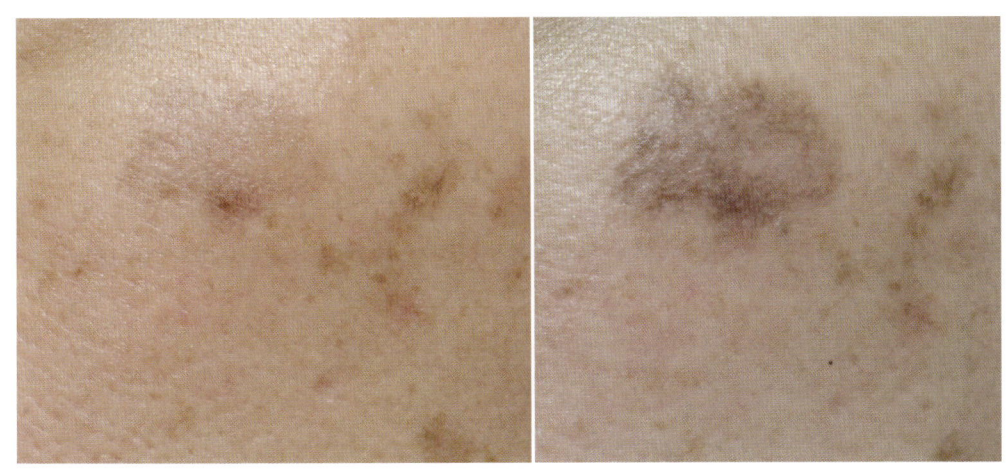

a. 治療前　　　　　　　　　b. 治療1か月後

図78　レーザー照射後のPIH

イッチアレキサンドライトレーザーではメラニンへの特異的吸収に劣ることや, (Qスイッチルビーレーザーと比較して)パルス幅がやや長いこともあり, IWPがわかりにくいことがある(図77). この際は何となくシミの色調が濁ったような色になるかどうかを目視で確認する必要がある. コツとしては生食ガーゼなどで湿らせてみるとよい. 広範囲照射であれば治療直後から5〜10分程度, 保冷剤やアイスパックなどで治療部を冷却する.

　治療後は紙製のサージカルテープもしくは何らかの被覆材を1週間貼付する. サージカルテープの場合は副腎皮質ホルモン含有軟膏を塗布する. 基本つけっぱなしとなる. 軟膏はテープの上からでよい. 経過後はそのまま剥がしてもらう. 広範囲ではテープなどの被覆で生活上の制限がかなり厳しくなるので, 消炎剤含有のファンデーションを薬として朝晩塗布してもらうのがよい. その際は当然だが摩擦には気をつけてもらう.

　照射後2週間程度経過すると, 約半数で炎症後色素沈着(Post Inflammatory Hyperpigmentation;PIH)が生じる(図78). 大抵は元の色より薄いことが多いが, 時には濃くなる

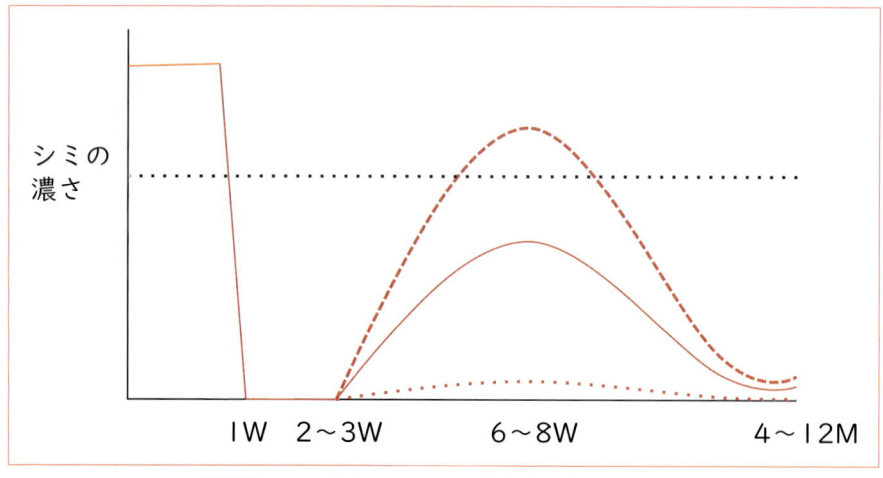

**図79** レーザーによるシミ治療後の経過

痂皮が生じて，1週間ほどで剥がれ落ちる．その後半数近くは一時的な色素の戻り，いわゆるPIHが生じる．

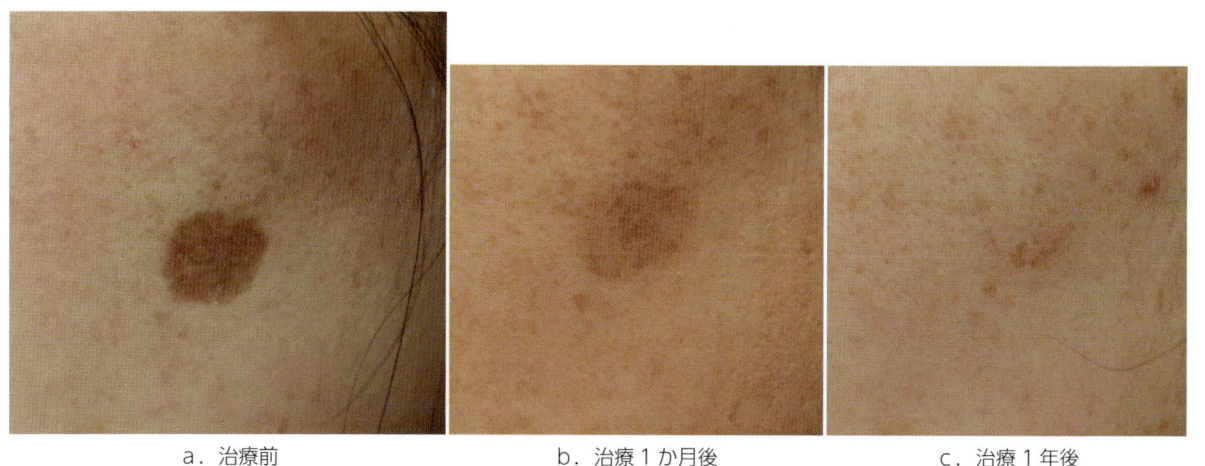

a．治療前　　　　　　　　b．治療1か月後　　　　　　　c．治療1年後

**図80** レーザーによる老人性色素斑治療後の軽度PIH

こともある．医師によっては元よりも濃い状態のみをPIHと称することもある．しかし患者からすると，せっかく取れたシミが再発したと感じる．もしくは全然ダメで取れなかったと言われることさえある．そのために事前に説明することが重要である．ただ耳で聞いただけでは忘れるし，紙に書いて渡しても忘れる．図示して説明すると記憶に残ることが多い（図79）．このPIHは約半年～1年程度で収まっていく（図80）．つまりレーザーによるシミ治療は半年～1年後に終了である．この間はそのまま紫外線曝露を避けて経過を見るだけでよいが，より早く改善するようハイドロキノンやトレチノインなどの外用美白剤を塗布することで患者の安心感も得られる．半年待っても残存が認められれば2回目の照射を行う．

　なお，シミを取り切るためにフルエンスをどれくらいまで強く照射してもよいのかとい

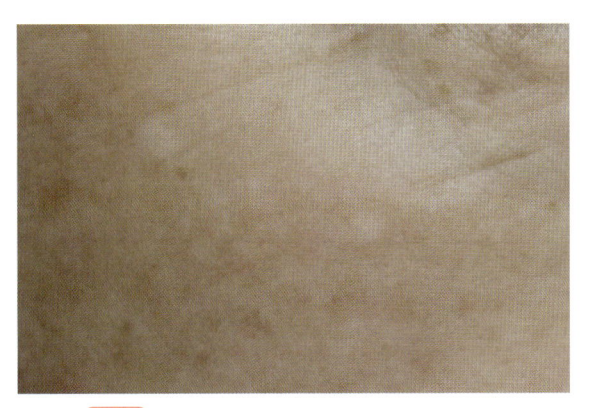

**図81** 高フルエンス照射後の白斑
高フルエンスQスイッチルビーレーザー照射では白斑が
生じることもある.

うことに関しては色々な意見があるが,強い照射ほどPIHがしっかり出る.IWPが生じる最小のフルエンスというのが教科書的な答えである.しかしシミの治療後再発は1～2年で生じることが多々ある.この原因としては異常なケラチノサイトを完全に除去できていないことが考えられ,強く照射してこれを防ぐという考え方もある.ただし闇雲に破壊するとメラノソームを産生するメラノサイトまで破壊してしまう.いわゆる白斑の状態となることもある(図81).これをもって再発しないからよいのかというと甚だ疑問である.

またシミにおいては時にやや肥厚した表皮を有する.これは視診だけで判断することが難しい場合もある.ダーモスコピーなどで拡大して確認を要する.脂漏性角化症ではない程度の隆起であれば適切なエネルギーを用いた衝撃波によって剝がしきれることも多いが,フルエンスを高めに照射する必要がある.反応が悪い場合には炭酸ガスレーザーやEr:YAGレーザーなどを併用することが望ましい.

四肢,特に手背のシミも隆起性であることが多い.Qスイッチアレキサンドライトレーザー/ルビーレーザー単独では取りきれないし,高いフルエンスでは非常に長期のPIHが生じる.炭酸ガスレーザーやEr:YAGレーザーを併用する場合でも正常組織を極力傷つけないように照射する必要がある.手背などの皮膚は薄く,少しのダメージで瘢痕を生じてしまうので難易度が高い.

## （2）雀卵斑

Qスイッチアレキサンドライトレーザー/ルビーレーザーでの治療で完全に除去できる(図82).大抵は輪郭も明瞭な色素斑なのでフルエンスの設定も容易であり,IWPだけを目安にすればよい.

治療後のケアについてはテープを全体に貼付するのは非現実的であるため,消炎剤含有のファンデーションを薬として朝晩塗布してもらうのがよい.純粋に雀卵斑であればPIHもほとんどなく1回の照射できれいに除去できるが,中年期以降は老人性色素斑や肝斑を併発する例も多く,広範囲に照射を行うとPIHが生じやすいので,肝斑の有無などを治療前に注意深く観察する.また雀卵斑は中年期以降に軽減するが,シミなども発生し,色素

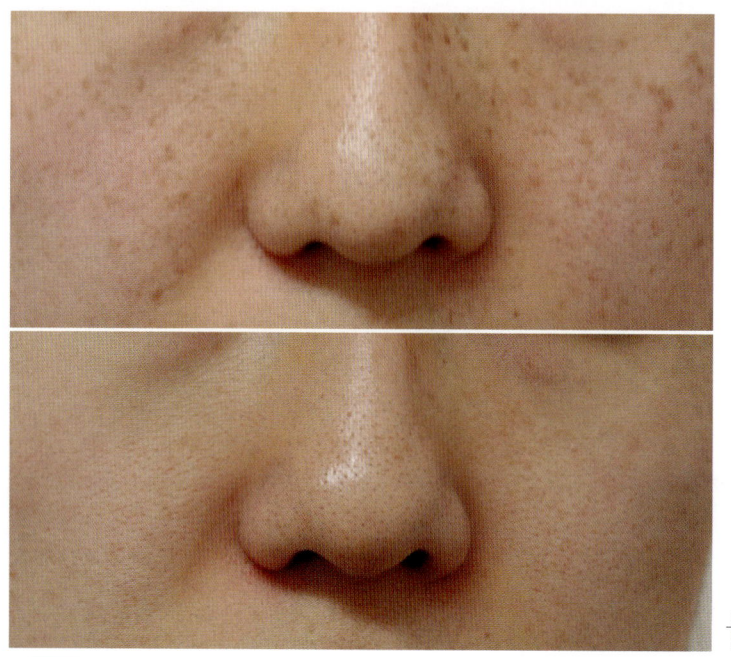

**図82** Qスイッチアレキサンドライトレーザーによる雀卵斑の治療
a：治療前　　b：1回治療後

斑の数全体としてはかえって増加しているケースも多い.

　後述の様々なメラニン性色素斑に用いられる機器のうちどれを使ってもそれなりに良好な結果が得られるので，Qスイッチアレキサンドライトレーザー/ルビーレーザーを用いるべきなのはきちんと除去したいという場合になるであろう.

　再発，正確には再燃も容易に起こるので，その点も患者には説明を要する. 個人的印象ではQスイッチアレキサンドライトレーザー/ルビーレーザーの治療後は紫外線に気をつけていれば再燃までの時間が長い. 2〜3年ごとに少し再燃してきたものを治療していきましょうと患者に説明しておくと経過もよく，患者も安心する.

## (3) 肝斑

　肝斑に照射すると確実に悪化する. しかし最近の傾向として，色素斑をすべて肝斑としてしまい，診断が誤っていることも多い. 多発する老人性色素斑が多数重なり合っている場合などでは漫然と肝斑として治療をしていくことは避けるべきである. 肝斑と老人性色素斑をきちんと鑑別して必要ならQスイッチアレキサンドライトレーザー/ルビーレーザーを用いた治療をする. 肝斑と老人性色素斑は併発する例も多いので，きちんと鑑別して正しい診断ののちに適切な治療を行う.

　なお低フルエンスのQスイッチアレキサンドライトレーザーやフラクショナルなルビーレーザーを肝斑に照射する試みもなされているが，まだ推奨できるものではない.

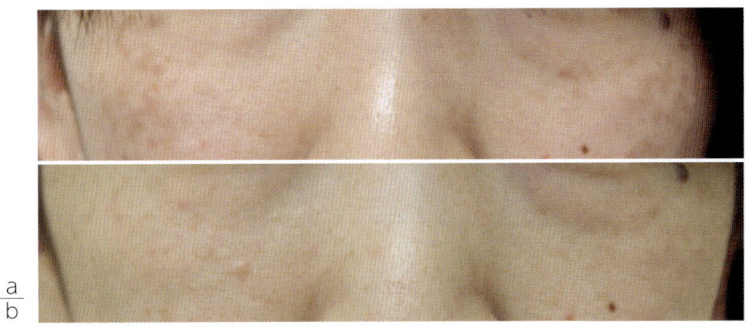

**図83** Qスイッチアレキサンドライトレーザーによる ADM の治療
a：治療前　　b：3回治療後

## （4）老人性のイボ（脂漏性角化症）

隆起が軽度のものであれば高いフルエンス照射によって除去することもできるが，不完全であるため推奨はできない．やはり蒸散系のレーザーとの併用が望ましい．

## （5）太田母斑

太田母斑の治療は現在保険適用である．原則として3か月に1度，複数回の治療で効果を得る．表皮と異なり，真皮内の色素斑は単にメラニンが沈着しているのではなくメラノサイトーシスであり，色素のボリュームが多く，1回での効果は限定的である．回数がかかることを説明の上での実施となる．治療に際してはあまり高いフルエンスでの照射はしないことが肝要である．強力すぎると白く抜けることもある．治療後のケアは老人性色素斑に準じる．

## （6）後天性真皮メラノサイトーシス（Acquired Dermal Melanocytosis；ADM）

ADM とは後天性真皮メラノサイトーシスで，基本的な照射法は太田母斑に対してと同じである．ただ照射によって PIH が高率に生じる．そのため半年程度間隔を空けて PIH が収まるまで待ってからの治療で，合計3回程度を目安として治療をしていく（図83）．PIH を気にしないならかなり高いフルエンスにて1〜2回の治療で対処も可能ではあるが，かなり濃い色調の PIH となり得るので，老人性色素斑治療よりわずかに高いフルエンス程度に留めた方が無難である．治療前には必ず PIH の説明をすることが重要である．治療後のケアは老人性色素斑に準ずる．

## （7）異所性蒙古斑

美容領域では成人が主たる対象となると思われるが，この治療は非常に難しい．少し強く照射すると PIH が生じたり，色が抜けたりするなど，hyper & hypo-pigmentation が混在した状態となり，あまりよい結果とならない．IWP をエンドポイントにせず，低いフルエンスでかつ治療間隔を3か月できれば半年空けて複数回実施するとリスクを回避して治療が可能である．

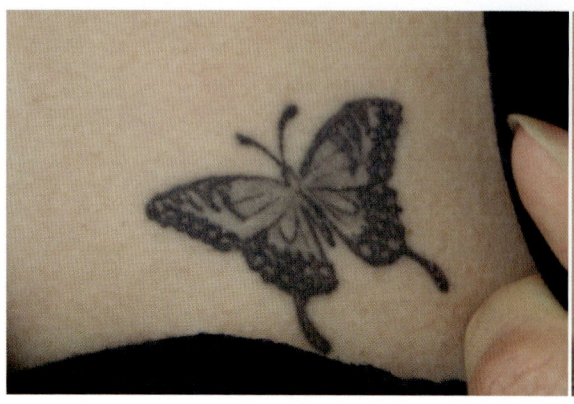
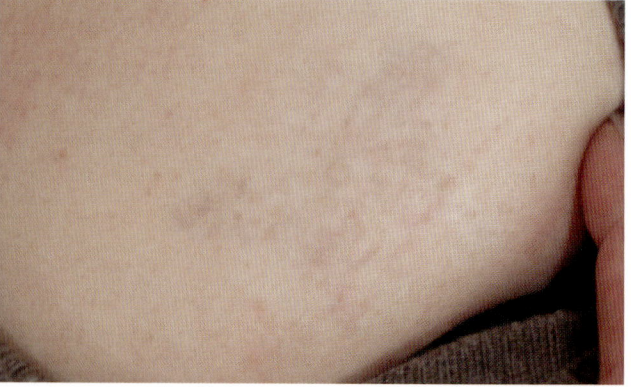

ａ．治療前　　　　　　　　　　　　　　ｂ．６回治療後

**図84** Q スイッチアレキサンドライトレーザーによる胸部 tatoo 除去

実際の治療では治療前の塗布麻酔を行った方がよい．またアフターケアはサージカルテープで１週間保護（副腎皮質ホルモン含有軟膏塗布）となる．

## (8) 刺 青

海外ではアレキサンドライトレーザーが tattoo レーザーとして知られている．複数回の治療で良好な結果を得ることができる（図84）．黒や青，緑の色調なら改善可能である．ただし回数がかかることが多く，10 回を超えることも多い．照射のフルエンスは直後に表面が明確に白色化する程度を目安とする．あまり低いフルエンスでは治療回数がかかることとなるが強すぎて表皮が剥脱するようでは瘢痕を生じるリスクがある．治療翌日には水疱がしっかりできることが多いので，熱傷と同じような扱いでケアをする．抗生剤＆副腎皮質ホルモン含有軟膏塗布を行いガーゼなどによる保護をする．7〜10 日で上皮化する．2か月以上空けての次回治療を勧める．なお治療の際は麻酔を塗布することで疼痛を軽減できるが，それでも耐え難い痛みとなることも多く，範囲が狭ければ局所麻酔の注射して治療をした方がよい．

## (9) アートメイク

最近，眉やアイラインのアートメイクの除去希望が増えている．

昔のスタンプを押したようなベッタリしたアートメイクは通常の刺青と同じ治療をすればよい．ただし毛根を含んだ領域であり，少し眉毛や睫毛の量が減ってしまう．

最近の茶色を帯びたアートメイクの場合，時に照射によって黒色変化が生じ得る．照射した瞬間に色が変わるのですぐにわかる．鉄の成分が変化する（酸化第二鉄から酸化第三鉄になど）とされている．黒色変化をした場合は治療回数が非常に多くなる．しかし慌てて強く照射をしてしまうと瘢痕を残すこともあるので，我慢強く，無理せずに回数をかけることで対応していく．口唇のアートメイクで使う赤色の一部でも黒色変化を生じ得る．その他，はみ出した部分の補正などに白や肌色を使っていることがあり，これは視認できないこともあるが，照射してしまうと緑色などに変化することもあるので注意が必要である．

アイラインの場合，治療前には治療部の局所麻酔を行う．34 G の細い針で瞼縁に注射し，また点眼麻酔ののちに角膜保護のためのコンタクトシールドを装着して照射を行う．

眼瞼は皮膚が薄く照射時に表皮が剝脱することが多い．できるだけ高いフルエンスを避けるべきである．睫毛の欠損などを最小限となるよう繊細な注意が必要である．

治療後，眉の場合はガーゼ保護がよいが，アイラインの場合は治療部の被覆は不可能である．しかし治療後は出血が認められるので，帰り道での血液の付着などに対応するためのガーゼなどを渡しておく．瞼はかなり腫れるので，患者には事前にきっちりと説明をしておく．2 か月ごとに複数回が基本となる．

 **注意点**

メラニンのみに反応するのではなく，メラニンの選択性が高い機器である．よって高いフルエンスではメラニン以外の組織へのダメージがあるし，また生じる衝撃波によって表皮が剝脱する．ほどほどの強さが肝要である．また治療後には PIH が起こりやすいので，その管理も重要である．

## 2. ロングパルスアレキサンドライトレーザー

熱緩和時間を超えるミリ秒単位の発振で，メラノソームに吸収された光から変換された熱エネルギーは周囲へと広がる．既出の拡大選択的光熱融解の理論によってメラノソームを含む大きな組織が熱によってダメージを受ける．主な対象は毛包や表皮などのマクロレベル規模の（肉眼で目視できる）サイズである．

 **何に使えるの？**

マクロレベルのものを熱によってダメージを与える．つまり毛包であれば脱毛機として，そして表皮であれば老人性色素斑や雀卵斑などに対して，となる．

**使ってみよう**

### (1) 脱毛/減毛

毛包内を光熱作用によって損傷させる．メラニン豊富な毛にレーザーを照射し，吸収された光が熱に変わって周囲に広がる．毛包内のうち毛乳頭と立毛筋付着部の毛隆起（バルジ領域）部周囲にダメージを与えることで発毛しなくなる．いわゆるレーザー脱毛である（図 85）．

バルジ領域は毛の幹細胞が存在するとされており，毛乳頭の毛母細胞に移行していき発毛する．そのため毛乳頭だけを破壊しても脱毛効果は永久ではない．大元のバルジ領域を破壊してこそ長期的な脱毛ができる．これに必要なパルス幅は数十ミリ秒（20〜30 ミリ秒程度）と長い．光が吸収され，毛という大きな組織全体が加熱され，かつその熱が毛包内に

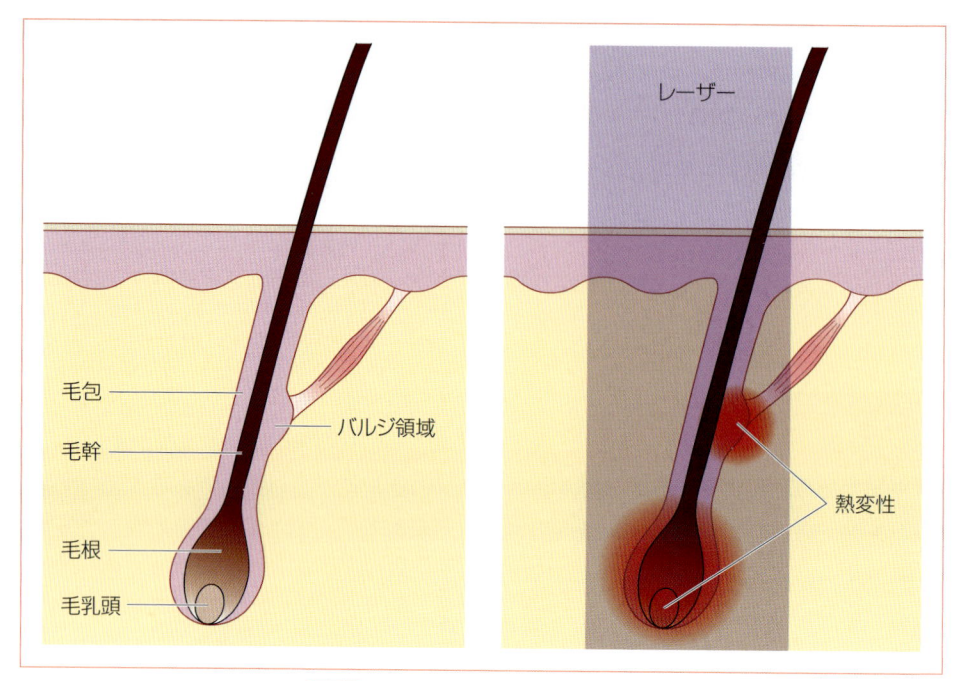

図85 レーザー脱毛の原理

十分広がるには時間がかかるのである．しかしながら，毛包というのは開口部以外に熱などのエネルギーの逃げ道のない閉鎖された空間である．短いパルス幅で瞬間的に高いエネルギーを与えれば，毛包内はエネルギーの逃げ道なく破壊される．現在では３ミリ秒が最もスタンダードなパルス幅である．ただし，このあたりの理論は実際には後追いで考えられているものであり，現実には数十ミリ秒でも３ミリ秒でも効果には大きな差はない．

　ただし短いパルス幅であるほど，同じエネルギーを与えるのにピークパワーが高くなり，メラニンを持つ表皮にダメージを与えやすくなる．そのために表層を冷却しながら治療できるような装置が搭載されている．

　その他，レーザーの照射径も考慮する必要がある．基本的に照射径が大きいほど深くまで光は届く．光の散乱などをシミュレーションした計算で証明されている（図86）．ただ，径が大きいほど出せるエネルギーは低くなり，またやや不均一になりやすい．取り扱いも難しくなる．

　実際の施術に際しては皮膚表面のダメージがないように細心の注意を払って皮膚色を観察し，また毛が焦げたことがわかるような設定で照射を行う．短いパルス幅であればポップアップという，照射した瞬間に毛が浮き上がるように焦げる現象が目視できる．

　治療間隔は毛の生える周期である毛周期に依存する．休止期（毛が抜けて毛根の活動性が止まっている時期）には反応しない．成長期が最も反応する．よって短期間に多数治療を行っても無駄である．きちんと毛周期を考えて，休止期の毛がきちんと発毛して成長期へと至った時に照射が行われることが必要である．成長期の毛を何度か照射すれば破壊へと

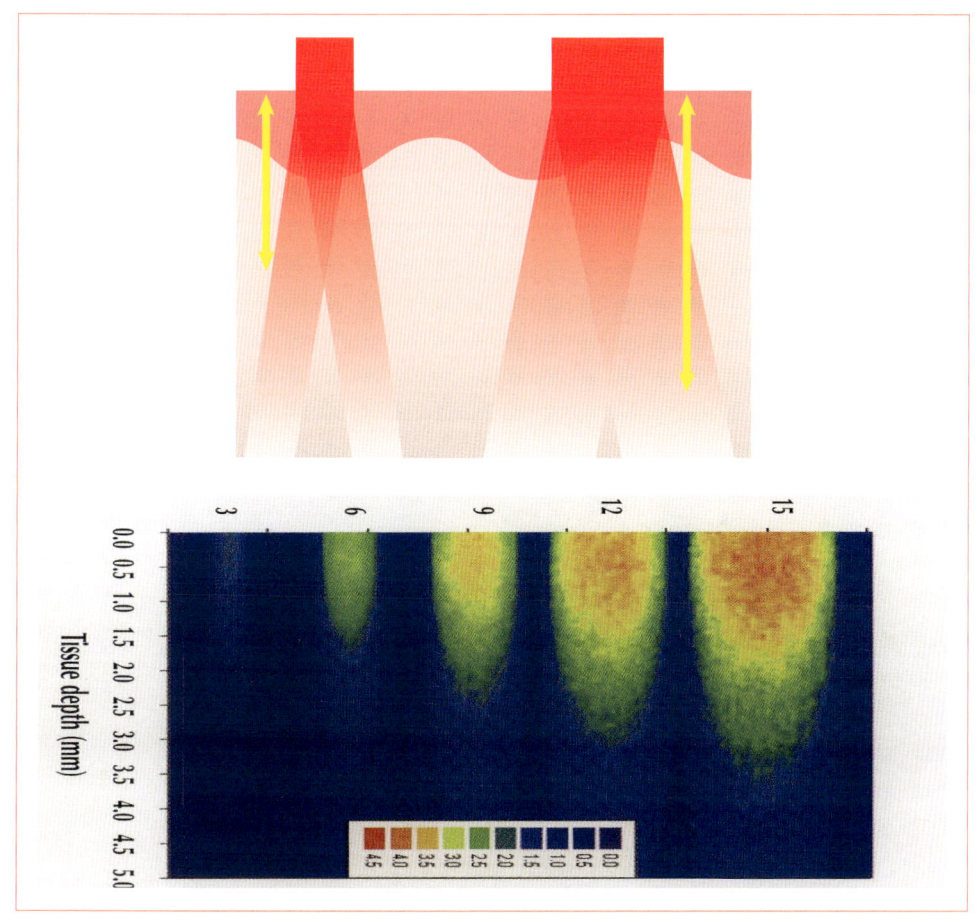

**図86** レーザーの照射径
径が大きいと深達度が増す.

至る.治療間隔については大抵の部位で2か月ごと,そして治療完了まで1年ほどはかかる.個人的には休止期である3か月の周期での治療が最も効率がよいと考えるが,現実には患者はそこまで待ってくれないことが多い.

なお部位による違いであるが,毛の太さ,毛の生える密度,毛根の深さ,成長期の期間はまちまちである.髭などでは治療間隔は短くなる.これらの要素を考え照射フルエンスや治療間隔などを決定することが理想的だが,ビジネスとしての側面からは最大公約数的な2か月ごと,治療期間1年が最も理解されやすい.

当たり前のことではあるが,メラニンを含有しない毛,つまり白髪には効果がない.また産毛のような細い毛に対しては効果が劣る.レーザー脱毛はその効果に限界はあり,産毛1つなく無毛な状態にできるわけではない.

なお,ロングパルスゆえに熱を生じさせる(光熱作用を主とする)治療である.熱傷のリスク(図87)があるので,皮膚にメラニンが多く含まれる日焼けした肌への照射は禁忌で

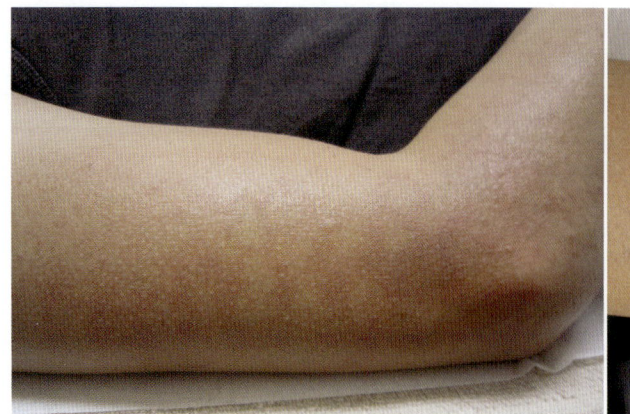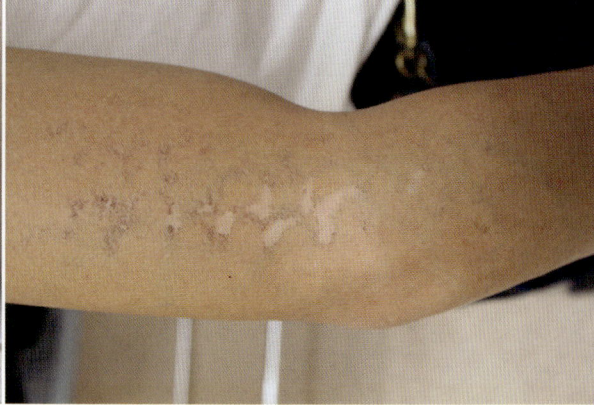

a．照射直後　　　　　　　　　　　　　　　　b．照射 2 週間後

**図87** ロングパルスアレキサンドライトレーザー照射後の熱傷

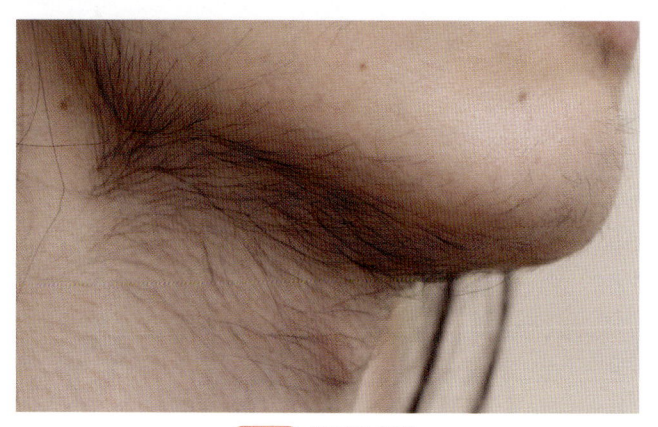

**図88** 硬毛化現象

ある．その他，脱毛を目的としているにもかかわらず，不十分な光熱作用などで幹細胞などを刺激して，かえって毛が太くなる，毛周期が長くなる硬毛化現象が副作用として報告されている．防ぐ手段は解明されていないが，顎外側，もみあげや四肢（特に肩，肘まわり）などに生じやすい（図88）．対策として，積極的に高フルエンス照射を行う，後述のNd:YAG レーザーを用いるなどの方法もあるが，ある種の刺激であるので 1 年以上の長期間治療を休み，毛周期の正常化を促してから治療を再開するのが本来は正しい．ただし患者はその間待ってくれないことが多いので，なかなか難しい．その他，アレルギー反応（熱変性した自己タンパクに感作するためだろうか？　2 回目以降に生じることが多い）（図89），毛囊炎，PIH などが生じ得る．

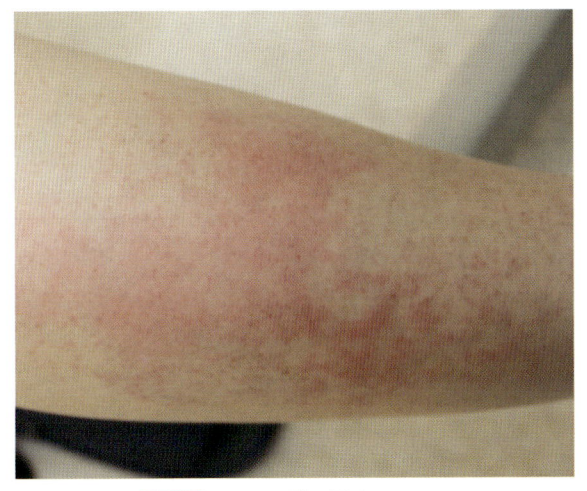

図89 アレルギー反応

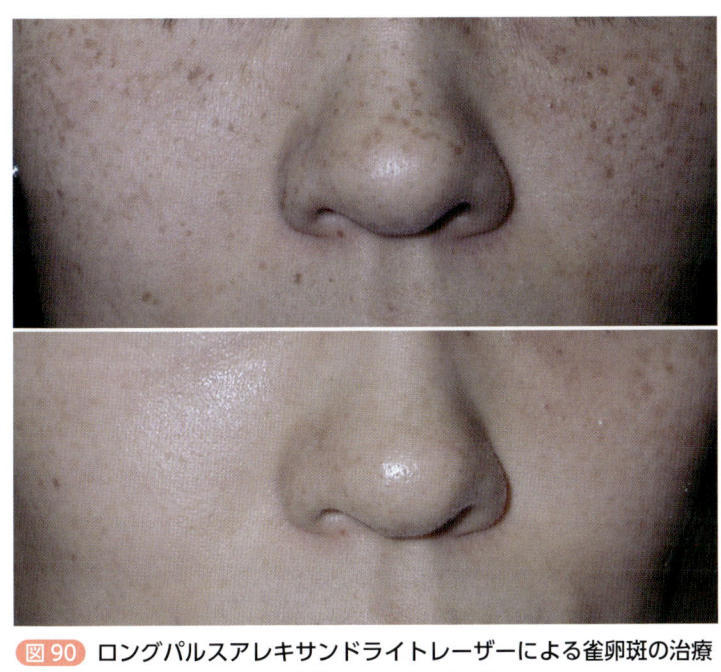

$\frac{a}{b}$

図90 ロングパルスアレキサンドライトレーザーによる雀卵斑の治療

a：治療前　　b：2回治療後

## （2）老人性色素斑/雀卵斑

　アレキサンドライトレーザーの波長はメラニンを多く含む色調の表皮に（光熱作用によって）熱ダメージを与えることができる．その際には短いパルス幅＝高い出力（ピークパワー）を用いた方がキレのよい効果を出せる．多く用いられているのは，表皮の熱緩和時間である3ミリ秒のパルス幅である．ただし，例えば顔全体をこれで照射すると光熱作用が強く熱傷が危惧されるので，ポイントでの照射は別として全体は冷却装置で表層を保護しつつの照射がよい．この手法はレーザーフェイシャルと呼称されており，後述のフラッ

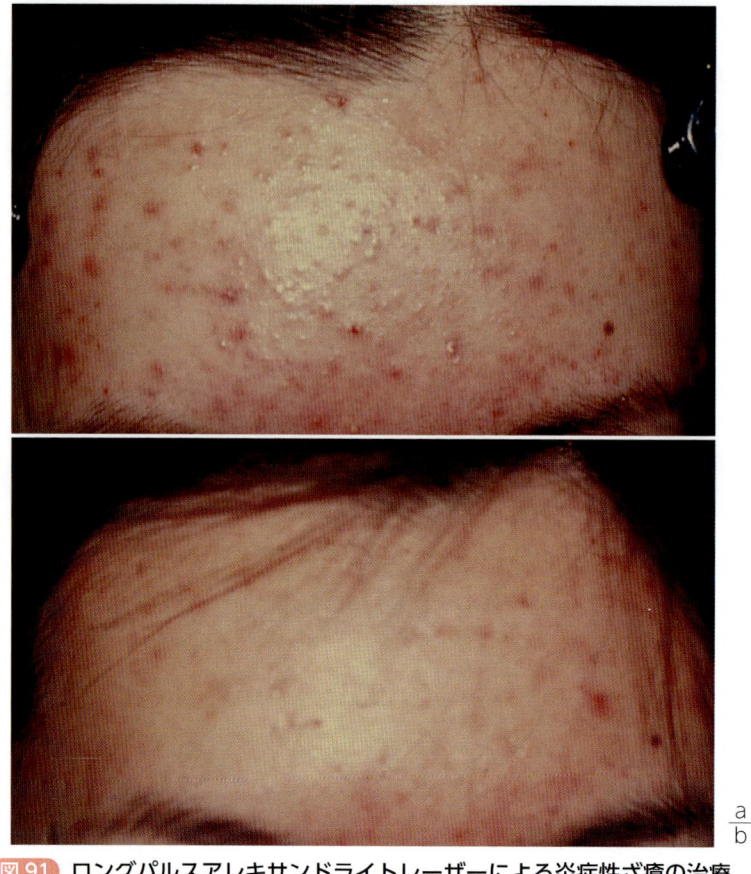

**図91** ロングパルスアレキサンドライトレーザーによる炎症性ざ瘡の治療
a：治療前　　b：3回治療後

シュランプと同様に顔全体の色調改善に有用である（図90）.

### （3）真皮内メラノサイトーシス

ADM や太田母斑などの真皮内に色調がある疾患には照射は禁忌である. 真皮に強い熱が生じれば, 深達性である熱傷と同じで, 最終的には瘢痕化へとつながる. 同様に刺青がある場合も熱傷のリスクがあり, 例えばレーザー脱毛を希望する部位に刺青があれば, その周囲は治療を避けるべきとなる.

### （4）その他

ロングパルスであるが故に光熱作用が広がりやすく, これを利用して炎症性のざ瘡(ニキビ)の治療にも用いることができる. 赤く炎症が認められる状態の時に照射すると治りが早い（図91）. ただし根治的ではない. また肌のハリを感じることが多い. レーザーフェイシャルの一環として用いる.

　ロングパルスのミリ秒という時間ではメラニンを介した熱が周囲へと広がる．表皮では熱変性による剝離であるが，真皮では剝離するのではなく周囲へと熱ダメージが広がり，その結果，瘢痕を生じ得る．真皮のメラニン色素性病変の治療は避ける必要がある．

## シミ治療におけるメラノサイト

　シミの治療は異常なケラチノサイトを破壊して排除する．しかしメラニンを生成するのはケラチノサイトではなくメラノサイトである．そもそもメラノサイトは勝手にシミを作るのではなく，ダメージを受けたケラチノサイトを守るために活性化してメラニンを生成する．メラノソームを送り込むのである．もし強力なレーザーを照射してメラノサイトが死んで周囲から遊走しなくなってしまったら，シミは完全に消えるが，その部分は白く抜けてしまう．白斑となる．それと同じく，無闇にメラノサイトを叩いてしまうと白斑になることがある．低フルエンスのレーザートーニングなどでは，時にこれが合併症として問題になる．メラノサイトの活性をコントロールすることは難しく，通常は炎症が収まり周囲からの情報でメラノソームを作らなくてよくなると自然に落ち着いてくれるのだが，肝斑はこの活性が何らかの理由で高くなってしまっている．摩擦や紫外線などの刺激，黄体ホルモンの関与でこの活性が影響を受けるが，活性を高めている要素があるのにレーザーで無理やり抑える行為はできるだけ避けた方がよい．いかに活性を抑えてからそっとメラノソームを減らしていくかが重要で，機能をレーザーで奪うのではなく，まず他の方法でコントロールしてからが望ましい．ただ実際には肝斑のコントロールは難しく，その場合に慎重にレーザートーニング治療を行う．ではなぜ，通常の老人性色素斑にレーザートーニングを用いるのか．これはそもそもメラノサイトの異常がケラチノサイトのダメージによるものであり，機能亢進となる原因，つまりケラチノサイトにダメージを与えることは改善へとつながるからである．つまり，あくまでレーザーのターゲットはケラチノサイトであるべきであり，通常は過剰なエネルギーで破壊され得るメラノサイトが脆弱で過敏となっている肝斑では非常に繊細な操作を要する．

　ビジネスとしてのレーザートーニングが広まっているが，いくら簡単に照射できるものであっても，医学としてきちんと理論を理解し，適否を見極めるべきであろう．

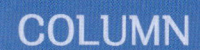

## 子どもの日焼け

　子どもが，夏休みに入った頃，外で遊んで夜になるとヒリヒリして赤くなっていたのが，夏休みの半ばともなると真っ黒になって炎天下でも元気に外を走りまわる．そしてその黒さは数か月で収まり，また元通り．これはケラチノサイトが強いダメージを受けてメラノサイトが活性化し，自身を守るために大量のメラニンを短期に出して黒くした結果である．しかし刺激がなくなりケラチノサイトの炎症が治まると，メラノサイトはメラノソームを出さなくなる．それで色が元に戻るのである．それが大人になると去年の日焼けの跡が消えなくなる．つまりダメージから回復していない．加齢によってケラチノサイトの DNA の傷が修復できなくなること，真皮への加齢性の不可逆ダメージもあることなどからメラノサイトの活性が若い頃のように元に戻らなくなっている．加齢によるメラノサイトの活性化，これはキーポイントでもある．例えば，肝斑はいくらピルを飲んでいても真っ黒に日焼けしていても，若い人には生じない．あくまで加齢性変化が伴って初めて生じる．そして加齢性変化は若い頃から忍び寄り，ある一定の状態になって顕在化するのである．気づいた時にはもう遅い．しかし，それにはまた個人差も大きい．不公平なものであるが，メラニンは敵ではなくて味方である．人体は美容，美しさのためにメラニンをコントロールしてくれない．必要な機能としてメラニンを生じるのである．メラノサイトが活動してくれて色素が出るので，我々日本人は紫外線の影響での皮膚がん発生率は低い．

# 5. Nd:YAG レーザー

　YAG(ガーネットの1種)結晶にネオジウムを混合して作られたレーザーロッドから発振される 1064 nm 波長のレーザーである．我が国ではヤグレーザーと称されることが多い．本来 YAG を用いたレーザーは多数あるが，最も早くに開発され，また(美容に限らない)医療領域では広く用いられたという歴史的背景からそう呼ばれるのであろう．ただ，今では紛らわしいので，できればヤグと称さずに Nd:YAG と呼んでほしい．

　吸収率としてはメラニン，ヘモグロビン，水ともに吸収率が低い，つまり微妙に吸収される程度で，何にも吸収されにくいので妨げられることなく深くまで届きやすい波長であり，吸収対象となる物質が大量にあると反応するので何かと使える．ちなみに水に関しては，工学の専門家からするとほぼ吸収されない波長となっている．主にメラニンとヘモグロビンに反応すると考えるのが基本である．私のかつてのボスが執筆した書籍では Nd:YAG レーザーは暗い色調の物質に反応すると書かれており，言い得て妙である．

　また非線形光学結晶と言われる物質にレーザー光を通すことで波長を半分や 1/3 に変更できる．美容医療領域でよく用いられるのは KTP 結晶で，これによって 532 nm になる．この波長はメラニン，ヘモグロビンともに高い吸収率である．

　さて，この Nd:YAG レーザーは様々な機種が販売されており，パルス幅も様々である．

## 1. Q スイッチ Nd:YAG レーザー

　メラノソームの熱緩和時間よりも短いパルス幅での照射によって Q スイッチルビーレーザー/アレキサンドライトレーザーと同様の目的で用いるだけではなく，その吸収率の低さからマイルドな治療にも用いることができる．ここで鍵となるのは2つの波長，532 nm(KTP)と 1064 nm である．532 nm はメラニンへの吸収率がルビーレーザーやアレキサンドライトレーザーよりも高く，アグレッシブな治療が可能となる．一方の 1064 nm はメラニンへの吸収率は低く，低いフルエンスでの照射でかなりマイルドな治療ができる．

### 何に使えるの？

　532 nm(KTP)は主として Q スイッチルビーレーザー/アレキサンドライトレーザーと同じ目的となる．老人性色素斑や雀卵斑が対象である．ただし，ヘモグロビンへの吸収率も

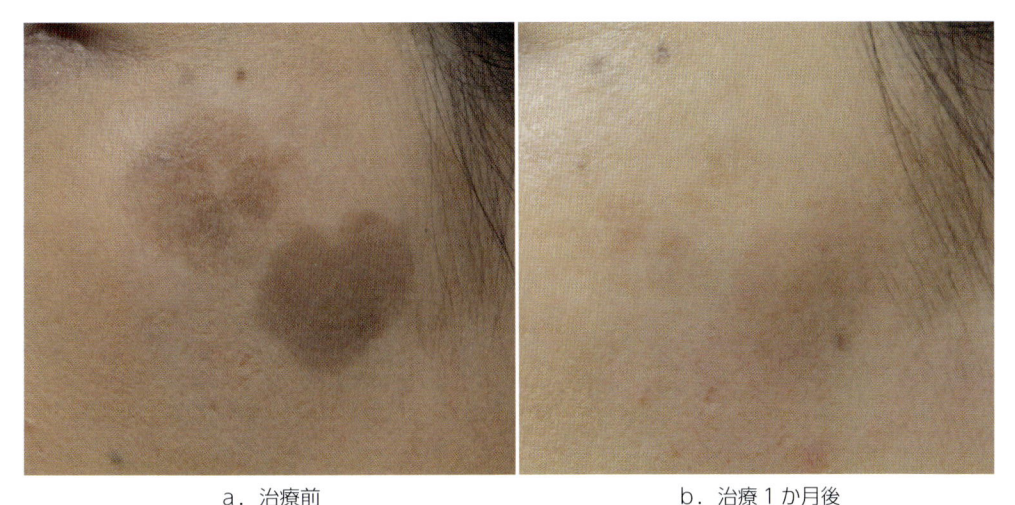

| a．治療前 | b．治療 1 か月後 |
|---|---|

**図 92** Q スイッチ Nd:YAG レーザー 532 nm（KTP）による老人性色素斑の治療

高いことからメラニン選択性に劣る．よってダメージが非選択的である．一方でメラニンへの吸収率は他より高く，アグレッシブに照射できる．さらに波長が短くメラニンへの吸収率が高いということで深達性に劣る．表在性の色素性病変には有効ではあるが，真皮内（特に深層）への効果は劣るとされる．また刺青においては暖色系（赤色など）の色素には吸収されやすい波長である．1064 nm はその吸収率の低さから表皮の正常レベルのメラニンではほとんど反応せず，容易に真皮へ到達するために深在性の真皮内メラノサイトーシス（メラニン含有量も多い）に用いることができる．同じ理由から刺青の治療においては他波長に比較して有効となる．また特殊な使い方ではあるが，表皮メラニンへの吸収が軽微なことからフルエンスを低くすることで，破壊に至らない治療ができる．つまりはメラノソームを含む表皮細胞を破壊することなく少しずつメラノソームを減少させていく（機序は諸説あり）．これは肝斑や炎症後色素沈着（Post Inflammatory Hyperpigmentation；PIH）などのメラノサイトの機能が亢進している状態において利用価値がある．

## 使ってみよう

### （1）老人性色素斑，雀卵斑など表在性メラニン色素性疾患

　基本的には Q スイッチルビーレーザー/アレキサンドライトレーザーと全く同じである．ただし，非選択的な治療ゆえに真皮浅層血管内での衝撃波波及などで小さな出血などが見られることも多く，照射後の発赤も生じやすい．海外ではルビーレーザーが普及していない（ルビーレーザーは本邦で製造されて輸出があまりされていない）こともあってKTP レーザーが老人性色素斑治療に比較的多く用いられている．日本の医師は KTP レーザーなんて駄目と言うが，海外ではそのためだけにルビーレーザー（やアレキサンドライトレーザー）なんて導入するのか，と驚かれることも多い．PIH がやや多く発生する印象がある（図 92）．少し肥厚した老人性色素斑では深達度の悪さから，やや取れにくい印象が

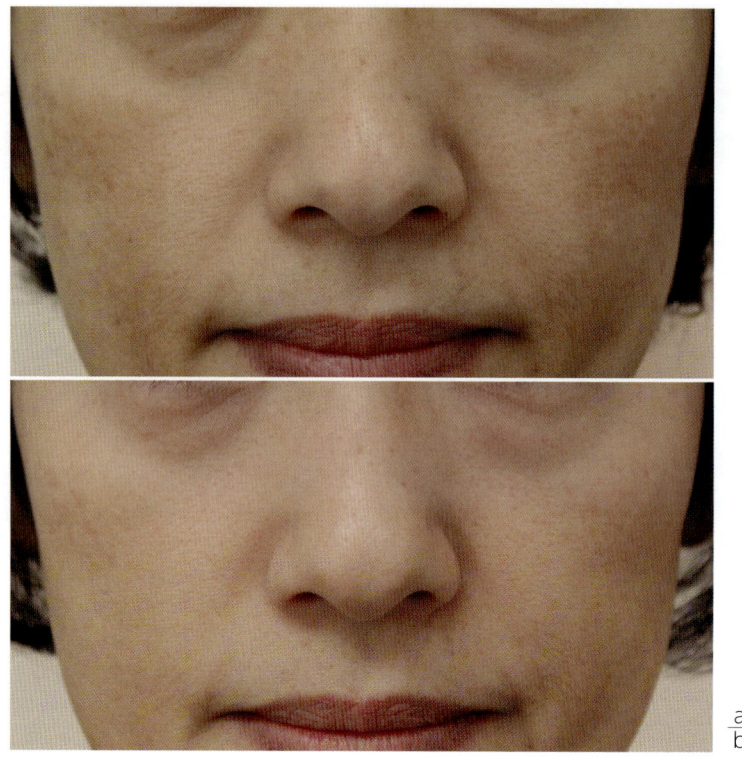

**図93** 低フルエンス Nd:YAG レーザーによる肝斑の治療
a：治療前　　b：6回治療後

ある(しかし Q スイッチ Nd:YAG レーザーは多用途であり，1 台だけ導入するという意味では使い勝手はよい).

## (2) 肝 斑

　肝斑の治療はトラネキサム酸内服，ハイドロキノンやトレチノインなどの外用が基本となるが，それに加えて低フルエンス($J/cm^2$)で 1064 nm を照射する手法，レーザートーニングがある.

　低吸収，低フルエンスによってメラノソームを含む表皮細胞を破壊しない.

　論文上はメラノサイトの機能が抑制されるとされている. 肝斑では表皮細胞を破壊してしまうと機能亢進に陥ったメラノサイトはさらにメラノソームを産生，つまり肝斑が悪化する. これを回避して肝斑を薄くしていく手法で，賛否両論あるが肝斑治療の 1 つの選択肢となる.

　手技としてはできるだけ低いフルエンスで 3 パス以上照射して赤みが出る程度の手法で，肝斑部を照射する. 頻度は月に 1 回程度が無難である. 通常 5〜6 回を目安に治療を行うが，肝斑は治ることはない. レーザートーニングではメラノサイトの機能を抑え込むだけである(図 93).

　高いフルエンスでは当然肝斑は悪化する. また頻回に照射をすると時にはメラノサイト

が大きなダメージを受けて白斑が生じる．この白斑は数 mm 大で生じることが多く，治療の過程でこれを見つけたら中止するか間隔をかなり空けないと多発することとなり，肝斑の中に白く抜けが生じることでかなり目立つ．そして1度生じると1年以上消えることはない．簡単な施術のようではあるが，安易な施術には注意を要する．

レーザートーニングが美容皮膚科領域で用いられるようになって久しいが，批判も多い．ただ，その批判も，肝斑にレーザートーニングをするべきではないが多発する老人性色素斑への照射は後述するピコ秒レーザーの全顔照射と同じ手法で問題ないという意見もあれば，何でもかんでも照射して，診断できないことが問題であるという意見もある．個人としては商業的な目的で，集患したら何でもレーザートーニングという風潮はよくないと考える．医師が診断しないで，来院した患者が希望すれば看護師が照射する，もしくは来院時には既に回数券のようなものを買ってもらう治療プランが組まれているなどは医療とは言い難い．正しい診断と治療が通常医療であり，美容皮膚科もこれと同じである．

レーザートーニングは各種内服・外用治療で改善しない時の手段として用いることが望ましい(実際，9割の患者は正しいスキンケア，内服と外用で改善する)．そして一旦レーザートーニングで肝斑が改善したら中断して，他の治療を主としつつメラノサイトの機能抑制を図るのが長期経過を良好に，かつ白斑などのリスクを回避するのが最善の手段である．

## (3) 刺 青

世界的に見て，同じ程度のパルス幅のレーザーの中では刺青の治療に最も使われている(後述のピコ秒のパルス幅は除く)．1064 nm と 532 nm(KTP)の波長によって，単色(黒)のみならず多色の刺青にも対応可能である．

Q スイッチアレキサンドライトレーザーと同じく回数がかかることが多く，10回を超えることも普通であるが，比較して回数が少ないことが多い．照射のフルエンスは直後に表面が白色化する程度を目安とするが，アレキサンドライトレーザーよりは白色化は軽度である．しかし出血などが容易に起こる．不適切に高いフルエンスでは表皮が剥脱してしまうので，それが起こらぬように設定をする．ただしあまり低いフルエンスでは治療回数がかかることとなる．治療翌日には水疱がしっかりできることが多いので，熱傷と同じような扱いでケアをする．抗生剤＆副腎皮質ホルモン含有軟膏を塗布してガーゼなどで保護をする．7〜10日で上皮化する．2か月以上空けて次回の治療を勧める．

治療の際は麻酔を塗布することで疼痛を軽減できるが，それでも耐え難い痛みとなることも多く，範囲が狭ければ局所麻酔をして治療をした方がよい．

## (4) アートメイク

刺青と同じく有効である．Q スイッチアレキサンドライトレーザーと同様であるので，そちらを参照されたい(90 ページ)．

1064 nm は，何ものにも吸収率が低い波長であり，闇雲に強い照射を行うと衝撃波などによるダメージがあり得る．時にはメラノサイトが壊れることもある．

逆に 532 nm はメラニンへの吸収が高い波長であるが，選択性は高くない．照射によって赤みなどが生じやすい．

## 2. ロングパルス Nd:YAG レーザー

ミリ秒単位のパルス幅で発振するレーザーであり，メラノソームの熱緩和時間よりも遥かに長い時間の照射である．

2つの波長1064 nm と 532 nm（KTP）によって様々な疾患に対応する．熱緩和時間を超える照射時間のため，吸収される物質内にエネルギーは留まらず光が熱に変わり，周囲へ作用する．

 何に使えるの？

1064 nm の波長はメラニンやヘモグロビンともに低吸収である．Q スイッチレーザーのようにピークパワーが高ければキレのよい破壊が可能であるが，吸収率が低くピークパワーも低いことは何が利点となるのであろうか．吸収されにくいからこそ深達度があることは利点となる．

男性の髭の脱毛のような毛が立っていて毛根が深い時に非常に有効となる．

また日焼けなどで皮膚表面の色調が濃い場合には，表層を冷却することによって反応を抑えれば，そもそもメラニンへ低吸収の 1064 nm 波長は安全に脱毛を行える．

さらにフルエンスを低くすれば，メラニンへの反応も軽度となり，これを heater として緩やかに温度上昇を促すことが可能である．これによって顔全体に照射して，美肌へと導く．

そして，標的となる対象の色が濃い場合，じっくりと光を吸収していく．速やかに吸収してしまう波長であれば対象物の表層にほとんどの光エネルギーは捉えられ，光熱作用が深部へ到達しない．しかし，じっくり吸収すれば深達度も増し，大きな対象物全体が加熱される．例えば血管に関しては，ランベルト＝ベールの法則（図 94）に基づいて太い血管（視認できる毛細血管）を熱変性させることができる．

 使ってみよう

### (1) レーザー脱毛

主に髭の脱毛に有用である．髭は毛根が深くまであるためアレキサンドライトレーザーやダイオードレーザーでは深達性の問題で一部の患者では満足いく結果になりにくい．ただし，特に髭の生えている密度が高い場合には疼痛も強いので，数回は他のレーザーで実

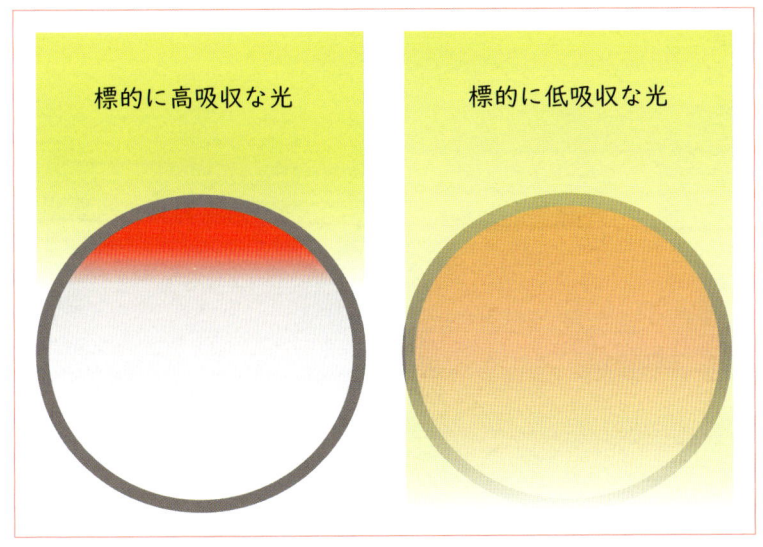

a|b　**図94** **ランベルト＝ベールの法則**
a：浅層でほとんどの光は吸収され深達しない．
　　そのため表層のみに光熱作用が生じる．
b：深層まで光は到達する．
　　そのため全体に光熱作用が生じる．

施して少し密度が低くなり，その後に効果が停滞したら実施を考慮する方がよい．その他，Fitzpatrick スキンタイプⅣなど肌の色が濃い場合には表皮の熱傷リスクが少ない．

またレーザー脱毛におけるトラブルの１つである硬毛化が生じた場合に，このロングパルス Nd:YAG レーザーを高いフルエンスで照射することも試みられている．

## （2）美肌治療

ハンドピースを皮膚に接触させずに浮かして照射する手法(中空照射)によって高いパルス数/秒での全顔照射を行うと，光熱作用によって真皮に熱刺激が加わる．その際のフルエンス$(J/cm^2)$は高くせず，かつパルス幅もミリ秒を少し下回る程度(0.3～0.5 ミリ秒程度)でメラニンや毛包へのダメージのない刺激となり，緩やかな加熱が生じる．40 数℃×10～20 分程度を目安として照射すれば，真皮の炎症によるハリ感と，その後に引き続き生じる軽いコラーゲン変性による増生作用によって肌質が改善する．患者は１か月程度ハリ感を感じ，手触りなども改善していく．繰り返し毎月のように治療を行うと患者満足度は高い．ただ明確に何か変わったというわけではない．おそらくは真皮浅層の軽い変化が中心である(図 95)．

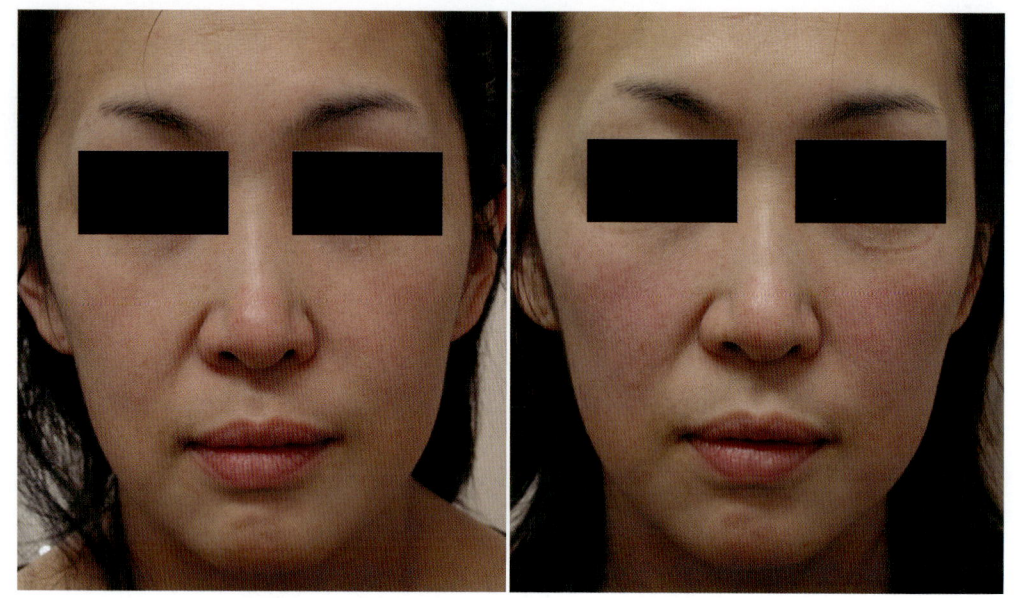

ａ．治療前　　　　　　　　　　　ｂ．３回治療後

**図95** ロングパルス Nd：YAG レーザー中空照射

### （3）毛細血管拡張

　径が太い血管ではヘモグロビンの吸収率が高い波長では表層で吸収されて透過してくれないので，破壊しきれない．吸収率が低いと全体に光が透過し光熱作用が生じる．これによって太い血管での破壊に優れている．ランベルト＝ベールの法則と言う．

　つまりロングパルスの 1064 nm を用いると目視できる径の血管を破壊することができる．532 nm は目視できない細い血管径の毛細血管拡張に有効となる．ただし，532 nm は深達度や吸収率の関係で表層にダメージを生じやすく，ダイレーザーと比較してフルエンスの設定などは慎重を要する．

　主に 1064 nm での血管に対する治療は 1～3 mm の血管径に適している．パルス幅は 30～50 ミリ秒程度で実施することになる．ただし，広く熱が発生するので重ね打ちなどは安易には行わない．皮膚潰瘍になるリスクがあるので，無理しない．治療後は発赤が生じやすいので副腎皮質ホルモン含有軟膏の塗布を数日行う．

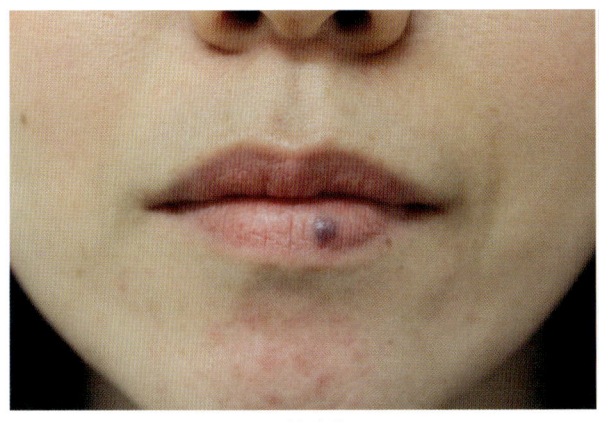
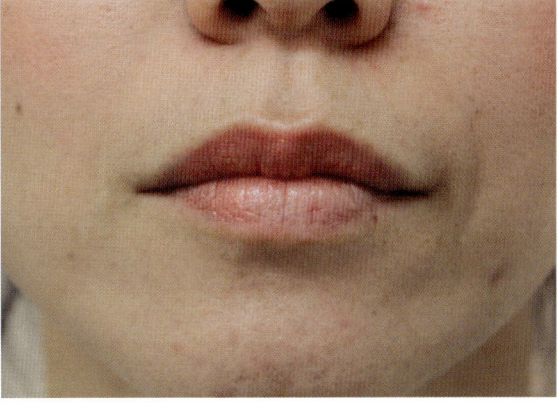

a. 治療前　　　　　　　　　　　　　　b. 1回治療後

**図 96　ロングパルス Nd:YAG レーザー 1064 nm による下口唇静脈湖の治療**

## （4）静脈湖/老人性血管腫

　静脈湖は下口唇に好発する数 mm 大の青褐色斑で少し隆起することが多く，慣れないとホクロと誤診するので注意が必要である．注意深く見ると黒くはなく，青みがかっているので診断できる．

　老人性血管腫は 1〜3 mm 大程度の赤〜赤褐色斑で，少し隆起していることがほとんどである．大抵多発している．

　どちらもロングパルスの 1064 nm が非常に有効である．30〜40 ミリ秒のパルス幅で照射するとほぼ 1 回の治療で消退する（図 96）．照射後は特別なケアは不要だが，引っ掻いたりしないよう愛護的に扱う．反応が悪くてもむやみに重ね打ちをしないことが重要である．また高いフルエンスでの照射も瘢痕化するリスクがある．照射直後に灰色〜黒色に瞬時に変色するギリギリの設定がよい．

### 注意点

　様々な物質への吸収率の低さと長いミリ秒のパルス幅によって安全性は高いが，吸収対象となる物質の色がしっかりあると，深達性の高い波長であるがゆえに思いもかけぬ強いダメージへと至る．特に血管へのダメージが皮膚潰瘍や瘢痕へとつながるので要注意である．

<各論> 各種機器の特徴と用途

# 6. ピコ秒レーザー

　ピコ秒レーザーは大きく分けて2つあり，アレキサンドライトとNd:YAGがある．本来であれば，それぞれの波長の項に分類して解説するべきかもしれないが，現在のトピックであり，また様々な新しい治療が含まれるため，このピコ秒レーザーのみ別立てで解説する．

　ピコ秒レーザーは，メラノソームの熱緩和時間よりもはるかに短いパルス幅の250〜750ナノ秒で照射されるレーザーであり，光熱作用よりも光音響/光機械的作用が主役となる．これは非熱的な衝撃波による破壊であり，一般にこの衝撃波は数十ナノ秒以内の発振で生じる（組織の熱膨張による応力が閉じ込められて衝撃波に変わる）．ナノ秒では衝撃波による光音響作用よりも光熱作用の方が影響は大きいが，パルス幅が短くなるほどに光音響作用が主役となる（図97）．パルス幅が短くなるほどこの光音響作用も標的物質内に留まることとなり，周囲への影響が少なくなる．つまり非常に限局された効果，選択的な効果が生じやすい．さらに，同じエネルギーを与えると，パルス幅が短い方が出力は高くなる（エネルギー＝出力×時間）．これは瞬時のパワー，つまりピークパワーと称される，いわゆる

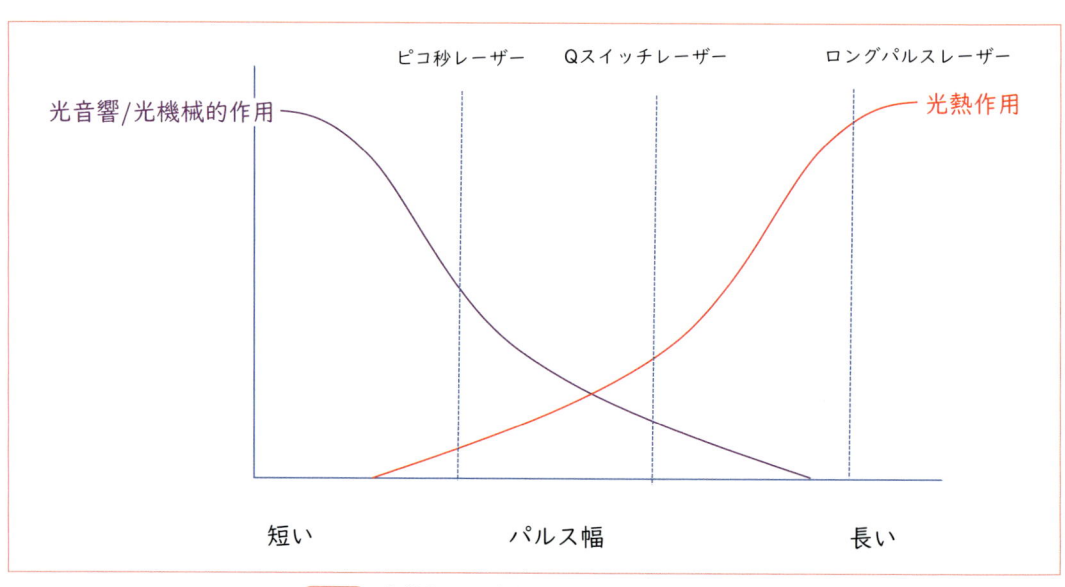

**図97** 光熱作用と光音響/光機械的作用の関係

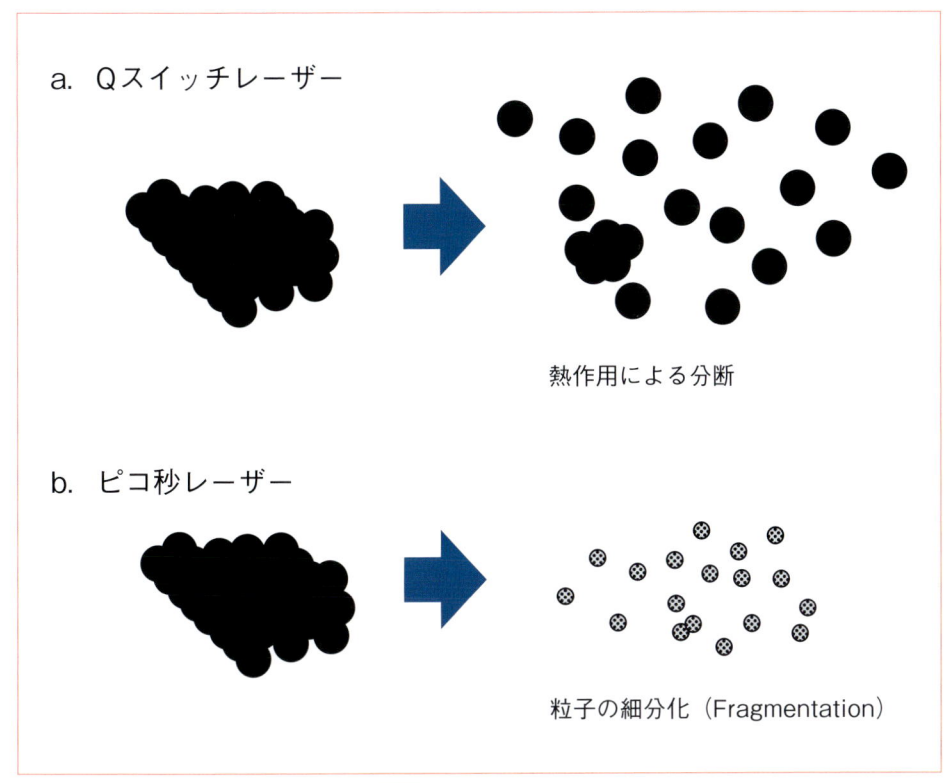

a. Qスイッチレーザー

熱作用による分断

b. ピコ秒レーザー

粒子の細分化（Fragmentation）

**図98** 刺青粒子の破壊

切れ味である.

　そもそもピコ秒レーザーは刺青の治療に革新をもたらすものとして発表された. 刺青の粒子はメラノソームよりも小さく, これを粉砕するには短いパルス幅が鍵となる. これによる限局された強い衝撃波と, それに加えて高いピークパワーつまりは瞬時のダメージによって刺青粒子をより細かく粉砕することで, 正常組織へのダメージを少なく, かつ刺青粒子を粉々にしていく（図98）. 非常に治療効率がよいということになる. 現在では刺青治療にはもはや第1選択となっている.

　しかしながらアジア人にとって刺青は大きな需要があるわけではない. そして何より, 今までも欧米ではQスイッチレーザーは刺青治療が主目的で, アジアでの主目的がメラニン色素性疾患となっているのとは大きな隔たりがあった. 同様に, 刺青に対して有効であるとなればメラニン色素性疾患に用いようという流れがアジアでは起こり, 現在ではピコ秒レーザーによってメラニン色素性疾患治療は優れた結果を出すことができるという論文報告が相次いでいる. 最大の利点はピークパワーが高く, メラニン量が少なくても破壊できること, つまり, 薄い色調のシミにも効果が出ることである. さらには真皮内メラノサイトーシスにおいても刺青同様に切れ味のよい治療, 少ない回数での結果を得られる. また炎症後色素沈着（Post Inflammatory Hyperpigmentation：PIH）の原因である衝撃波が限局され周囲へと広がらないことで, PIH発生率が低くなる. ただし欠点としては, 限局さ

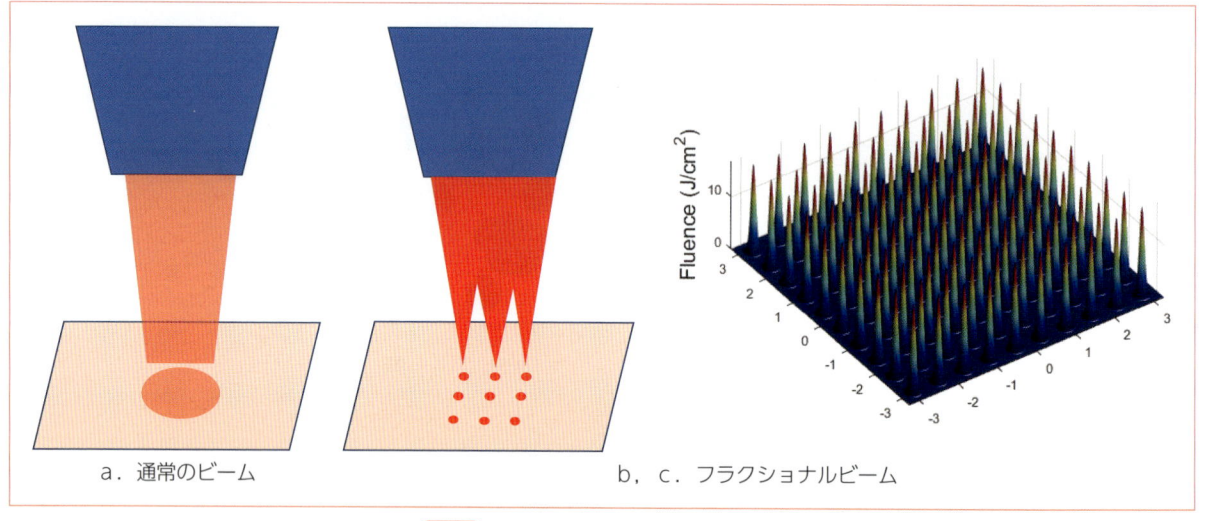

a．通常のビーム　　　　　　　　　　b，c．フラクショナルビーム

**図99 フラクショナルハンドピース**
光音響作用がより強くなる．

れた衝撃波は効果も限局され，シミにおける異常なケラチノサイトの取り残しがあり得る，結果として取り残しや再発までの期間が短くなるなどが危惧される．

　現在，ピコ秒レーザーを分類すると2つの基本波長がある．アレキサンドライトとNd：YAG である．アレキサンドライト（755 nm）はメラニンへの高い選択性を持つのが特徴で，高いピークパワーに起因する鋭い切れ味ゆえにやや扱いにくいピコ秒レーザーの欠点を選択性の高さで補う（メラニン以外への影響が最小限となる）．その分，切れ味に劣る点がある．Nd：YAG は 1064 nm と 532 nm の2波長があるが，1064 nm はその深達性から刺青などの真皮内の色素には非常に効果的であり，532 nm はメラニンへの吸収率が高く（ヘモグロビンへの吸収率も高い），非常に薄い色調のシミでも効果を出すことができる．その反面，扱いづらい面がある．

　そして多くのメーカーの機器は様々なハンドピースを持っており，波長変換が可能である．アレキサンドライトの波長を Nd：YAG の 1064 nm および 532 nm に変換したり，1064 nm の波長を 670 nm，730 nm，785 nm などの 755 nm と同じくメラニンへの選択性が高い波長に変換することができる．それによって1台の機器で各波長のメリットを享受できる．ただし機種によっては変換効率が悪く，やや実用的には不十分な出力のこともある．

　またフラクショナルハンドピースを有する機器も多い．フラクショナルはレーザービームを散弾銃のように分割して照射するものであり，これによって照射エリアを100％カバーするのではなく，5〜10％程度（機種によっては40％程度）のカバー率となる．同じエネルギーを与えた場合，例えばカバー率が10％ならレーザービーム自体は単位面積あたり10倍のエネルギーとなる（図99）．つまりピコ秒レーザーの特徴の1つであるピークパワーの高さがフラクショナルハンドピースの装着によって際立つ．この強い光音響作用によって組織が破壊，再構築を生じると考えられる．

　フラクショナルハンドピースによる高いピークパワーによってレーザー照射部の表皮内を主として LIOB（Laser Induced Optical Breakdown）という現象が生じる．照射部に合致して空胞が生じるのである（図100）．これは単純な衝撃波による空胞（Q スイッチレーザーでも見られる）ではなく，強いエネルギーが与えられると電離が生じて，これが周囲にもエネルギーを伝えて雪崩式に電離が進み，プラズマが発生するとされている．その強い電子のエネルギーによって組織が破壊，再構築に至る．ただしこのあたりの理論は現実に観察されたというより，様々な理論を継ぎ接ぎして考えられた面もあり，生じる LIOB とコラーゲン増生にはどういった機序があるのかは様々な意見がある．プラズマとは原子から電子が電離して激しく飛び回る状態で，高いエネルギーを与えられた時に生じる．気体，液体，固体に次ぐ第 4 の状態と言われている．プラズマは電子温度が高い状態，つまりは電子が活発に動いている状態であり，それを利用して組織を高温にすることもできるが，電子温度が高い＝組織が高温ということではない．身の回りでもプラズマ除菌やプラズマテレビなどで馴染み深いものだと思われる．電子が非常に活発に動く状態なので，これによって焼灼（昇華という）したり，激しくぶつかる力で薬剤を導入したりもできる．我々の領域のピコ秒レーザーにおけるプラズマは破壊的であるが熱を伴うということではない．

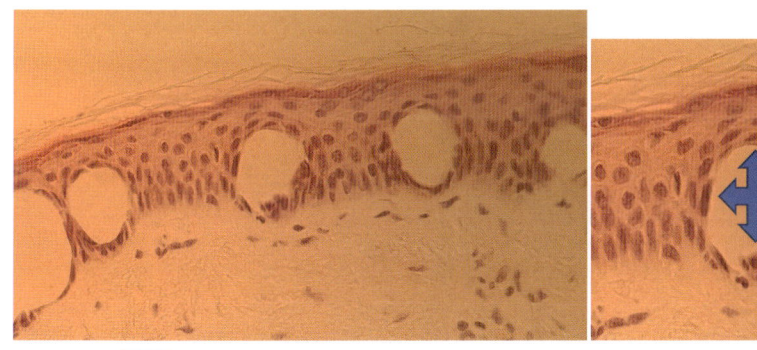

**図100　LIOB（Laser Induced Optical Breakdown）による組織変化**
高い光音響作用による電離したプラズマとそれによって発生する雪崩のような電離で発生し，小さな空胞を作る．

## 何に使えるの？

　世界的に見て第 1 選択であるのは刺青治療になる．またアジアにおいては多くの医師はメラニン色素性疾患に用いている．刺青はもちろんメラニン色素性疾患においても Q スイッチレーザーの次の世代という位置づけである（前述のようにこれが正しいかどうかは微妙である）．メラニン色素性疾患に関してはシミ，雀卵斑や後天性真皮メラノサイトーシス（Acquired Dermal Melanocytosis：ADM）などは当然ながら，肝斑にも用いている．

　フラクショナルハンドピースにおいては肌のハリや毛穴，小ジワ，ざ瘡後瘢痕などにも用いられる．

## （1）老人性色素斑

　ピコ秒レーザーは短いパルス幅と高いピークパワーを持つため，薄い老人性色素斑に効果がある（図101，102）．メラニンに対して高いピークパワーで光機械的作用を用いて破壊するが，そのエネルギーは短いパルス幅ゆえにメラノソーム内，もしくはその周囲に限局する．これは単純にパワーがあるから，少量しかメラノソームがない，標的となる色が薄い場合でも破壊できるという点と，強いエネルギーを与えても短いパルス幅ゆえに周囲へのダメージなく破壊できるという点において，薄いシミに有効であると言える．従来のQスイッチレーザーでは薄いシミには強いフルエンスで照射するしかなく，それでも取れなければ重ね打ちをしていたため，選択的な破壊とはいかず，周囲へのダメージが強く，かつ取りきれないというジレンマがあった．特に532 nmのピコ秒レーザーはメラニンへ

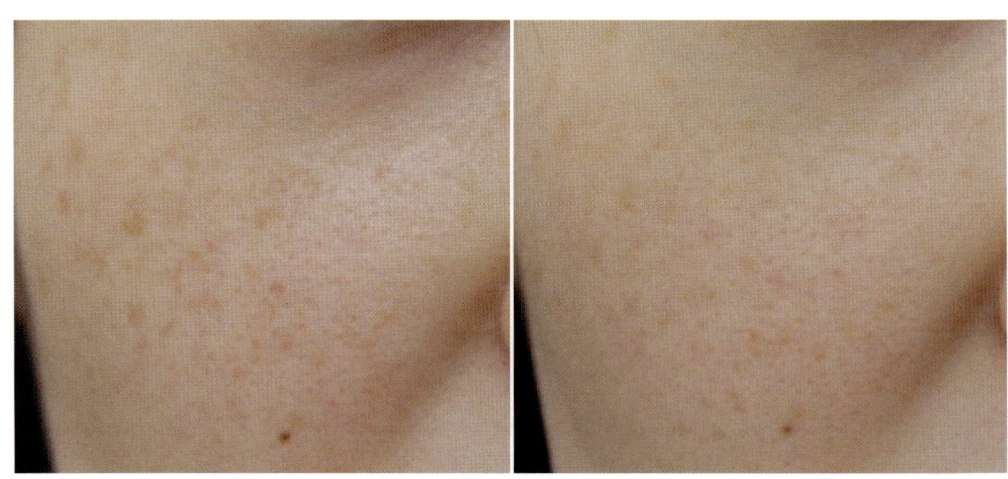

a．治療前　　　　　　　　　　　　　　　　　　b．治療5か月後

**図101** 多発する薄い色調の老人性色素斑

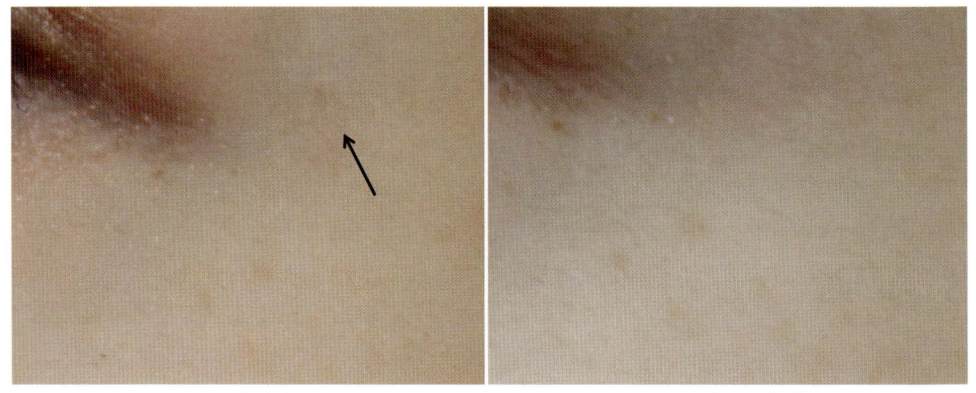

a．治療前　　　　　　　　　　　　　　　　　　b．治療1か月後

**図102** ピコ秒レーザーはかなり薄い老人性色素斑にも有効

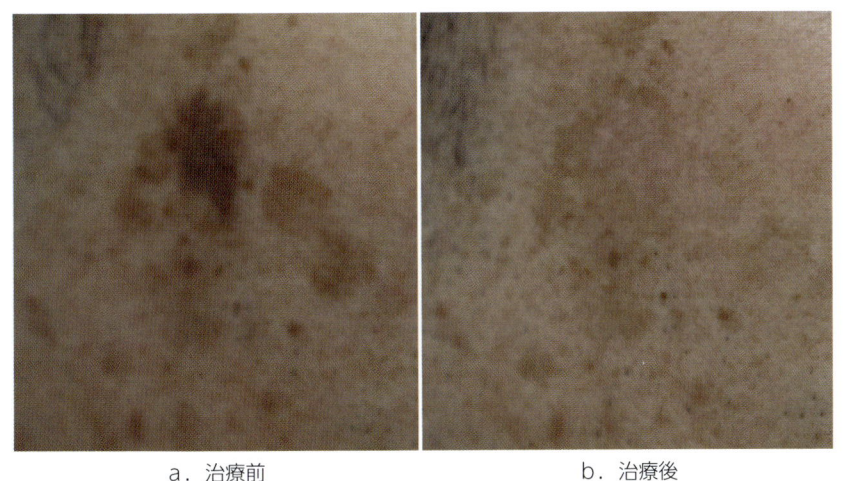

a．治療前 　　　　　　　　　　　　　b．治療後

**図103** 730 nm ピコ秒レーザー

の吸収率も高く，かなり薄いシミでも治療が可能である．いわゆる切れ味のよい治療が可能となった．一方で，選択性は高くないため，治療後に炎症後の紅斑が長期持続することもある．その点，アレキサンドライト（755 nm）はメラニンへの選択性が高く，紅斑は生じにくい．一方で吸収性は劣るため，532 nm と比較すると切れ味は劣る．最近ではこれを打破するべく，755 nm 類似波長の 730 nm を用いて，かつパルス幅をさらに短くして，755 nm の欠点である切れ味の悪さと選択性の高さを残したままにするという，安全な範囲内で高める工夫もなされている機種もある（図 103）．

実際の治療に関しては Q スイッチルビー/アレキサンドライトレーザーと同様で，照射によって即時の白色変化（Immediately Whitening Phenomenon；IWP）が生じ，1 週間程度の痂皮ができた後，剝がれ落ちる．

メラノソームの熱緩和時間である 50 ナノ秒よりもはるかに短い時間の照射であり，主として非熱的な光機械的作用でメラノソームを多く含んだ異常ケラチノサイトを破壊する．光機械的作用の主役である衝撃波自体も理論上は 200〜400 ピコ秒以内の照射ではメラノソーム周囲に広がらないので，非常に限られた破壊が起こり，それゆえ PIH が生じにくい．

実際の照射では，即時の白色変化である IWP の有無が適切な出力かどうかの目安にはなるが，特に 532 nm を使用した場合には適切に照射しても IWP がやや不鮮明なことが多い．10 秒程度待つと白色までいかないやや濁ったような色調となるので，それを目安にするとよい．微妙な変化がよいと記載されている成書もある．ただ，長期経過を考えると IWP が明瞭に生じた方が再発が少ない印象がある．高いフルエンスでの照射ほど炎症後の紅斑が残りやすいため，どう照射するかは術者次第である．

その後 1 週間ほどは痂皮が形成される．この痂皮は Q スイッチレーザーに比較すると脆弱ではないが照射後は愛護的に扱い，ポイントで治療した場合などではテープ保護と副腎皮質ホルモン含有軟膏塗布を勧める．

しかし 730 nm や 755 nm の場合にはより強固な痂皮であり，特に広範囲の照射では愛護

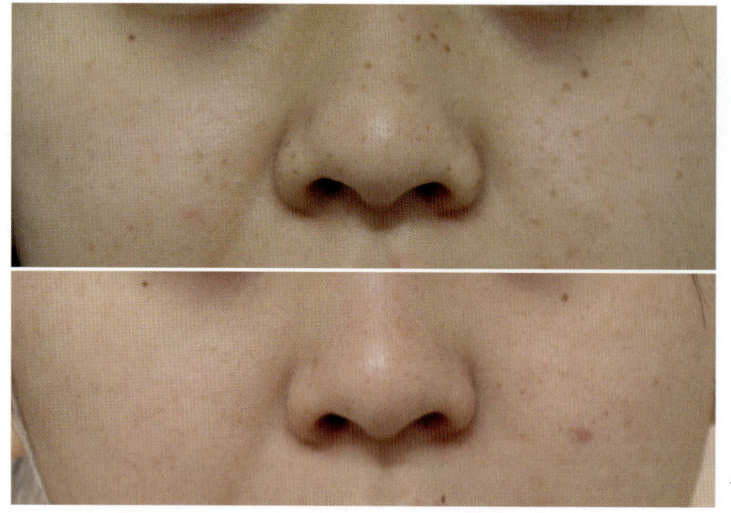

**図104** 730 nm ピコ秒レーザーによる雀卵斑の治療

a：治療前　　b：1 回治療後

的に扱えば保護などは要しない.

　また治療後は範囲が広ければ 5〜10 分程度, 保冷剤, アイスパックなどで治療部位を冷却する.

　照射後 2 週間程度経過するとやはり PIH が生じることがある. この確率は Q スイッチレーザーよりは明らかに低く, もとより濃くなることは稀である.

　ただし PIH の持続期間に関しては Q スイッチレーザーと大きくは変わらない.

　その間の管理は Q スイッチレーザーと同様, 紫外線曝露を避けて経過を見るだけでよいが, より早く改善するようハイドロキノンやトレチノインなどの外用美白剤を塗布することで患者の安心感も得られる. 半年待って残存が認められれば 2 回目の照射を行う.

### （2）雀卵斑

　Q スイッチレーザーと同様であるが, 755 nm や 730 nm 波長での照射が便利である. 照射の設定は老人性色素斑と同様であるが, IWP などの反応はわかりやすいことが多い. 直後は冷却した方がよいが, その後のケアは特に要しない. 結果はほとんどの場合良好で, 1 回の治療で終了する（図 104）.

　再発も容易に起こるので, その点も患者には説明を要する.

### （3）肝 斑

　肝斑に通常のフルエンスで照射すると悪化する.

　低フルエンスで 1064 nm 波長の照射が Q スイッチ Nd：YAG レーザーと同様に試みられている. 俗にピコトーニングと称されるが, ビジネス的に用いるべきではない. トラネキサム酸の内服, ハイドロキノンやトレチノインなどの外用をまず最初に用いて, 無効例に治療を検討する.

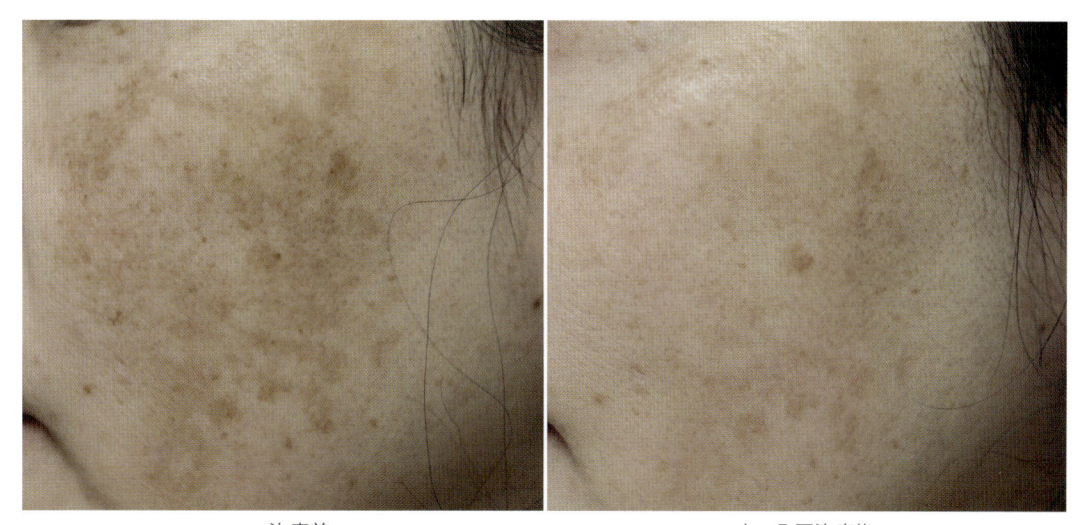

| a. 治療前 | b. 5回治療後 |

**図105** 低フルエンスピコ秒 Nd：YAG レーザーによる肝斑の治療（老人性色素斑併発例）

　この手法はメラニンに対して低吸収，低フルエンスによってメラノソームを含む表皮細胞を破壊しない．理論などは Q スイッチ Nd：YAG レーザーと全く同じであるが衝撃波が周囲に広がらないので余計なダメージが少ない反面，ピークパワーが高く強い反応を起こす，つまりは白斑や悪化などのリスクもあるという意見もある．

　手技としては，できるだけ低いフルエンスで 3 パス以上照射して赤みが出る程度の手法で，肝斑部を照射する．頻度は月に 1 回程度が無難である．通常 5〜6 回を目安に治療を行うが，肝斑は治ることはない．ただし，併発する老人性色素斑も薄くなるケースが多く，うまく用いることで患者満足度は高い治療である（図 105）．

## （4）老人性のイボ（脂漏性角化症）

　隆起が軽度のものであれば高いフルエンス照射によって除去することもできるが，Q スイッチレーザーよりも限局したダメージゆえ，やはり不完全である．推奨はできない．

## （5）太田母斑

　太田母斑は現在保険適用にて治療可能である．原則として 3 か月に 1 度，複数回の治療で効果を得る．治療回数，PIH の発生率が Q スイッチレーザーよりも低いという報告もある．治療後のケアは老人性色素斑に準じる．

## （6）後天性真皮メラノサイトーシス（Acquired Dermal Melanocytosis；ADM）

　照射法は太田母斑に対してと同じである．1064 nm でも 755 nm，730 nm でも効果がある．PIH はひどくは生じにくいが，やはり起こりやすいので注意を要する．半年程度間隔をあけて PIH が治まるまで待ってからの治療で，合計 3 回程度を目安として治療をするのが無難である．PIH を気にしないならかなり高いフルエンスにて 1〜2 回の治療で対処も可能ではあるが，かなり濃い色調の PIH となり得るので，老人性色素斑治療よりわずかに高

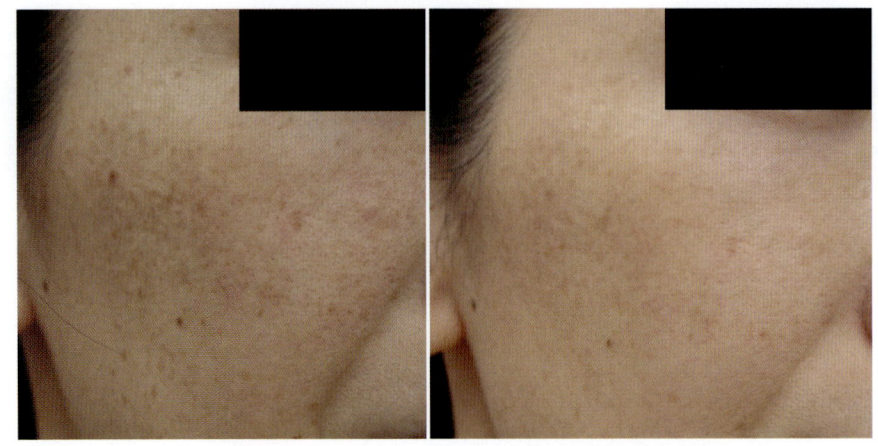

a．治療前    b．2回治療後

**図106** ピコ秒レーザーによる全顔治療
730 nm によるスポット照射
1064 nm による低フルエンス全顔照射
532 nm フラクショナル（fusion）による全顔照射

いフルエンス程度に留めた方が無難である．治療前には必ず PIH の説明をすることが重要
である．治療後のケアは老人性色素斑に準ずる．

### (7) 異所性蒙古斑

成人例では Q スイッチレーザーと同様強く照射すると白斑が生じやすいので注意が必
要である．個人的にはこれを回避するため，低めのフルエンス照射を推奨する．治療間隔
を 3 か月できれば半年空けて複数回実施する．

実際の治療では治療前の塗布麻酔を行った方がよい．

### (8) ピコ秒レーザーによる全顔治療

美容的な治療としては全顔照射がある．様々な手法が発表されているが，基本的にはス
ポットで目立つ色素斑を 755 nm や 730 nm のメラニン選択性の高い波長，小径スポットで
照射する．その後 755 nm もしくは 1064 nm の大径スポットで全体を照射するが，これは
レーザートーニングに準じたフルエンスである．肝斑を含めて全体の色調の改善を図る．
最後にフラクショナルハンドピースで全顔を照射する．この波長は実に様々で 755 nm，
1064 nm，532 nm など機種によって異なる．この目的は肌のハリ感や色調の改善である．
通常 1〜2 か月に 1 回，複数回の治療で改善を得られる（図 106）．

この照射に関しては肝斑がある場合には実施しないという意見もある．いずれにせよす
べてのレーザー治療は肝斑に対してセンシティブに扱わなければならない．肝斑の悪化が
見られたら治療を中止する．

実際の照射の際には疼痛がそれなりにあるので，事前の塗布麻酔を行うのもよい．また
施術後は 5 分程度冷却して発赤が軽減することを確認，副腎皮質ホルモン含有のクリーム
を塗布する．強い発赤が残るような場合は処方して自宅でも使用するよう指導するとよい．

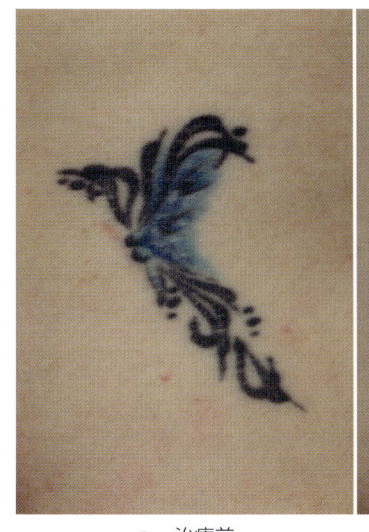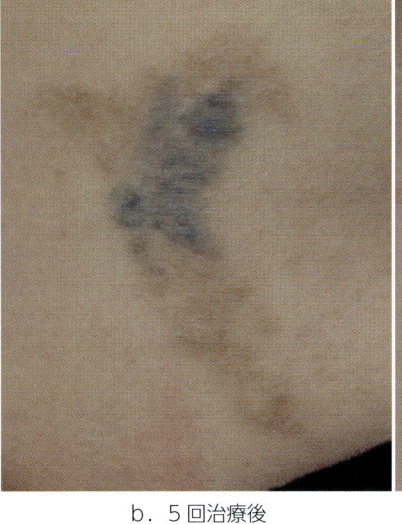

a．治療前　　　　　　　　b．5回治療後　　　　　　　　c．8回治療後

**図107** ピコ秒レーザーによる刺青の治療

## （9）刺 青

　現在，刺青の治療はピコ秒レーザーが第1選択である（図107）．黒や青，緑のみならず赤や黄色でも効果を得ることができる．

　黒単色であればおおむねQスイッチNd:YAGレーザーの半分の回数で治療が終了する．切れ味に関してはずば抜けている．

　波長の選択であるが，黒の単色であれば1064 nmが最も効果があり，次いで755 nmである．青や緑は755 nmや730 nmを用いるとよい．赤や黄色の暖色系は532 nmを用いる．

　治療の際は麻酔を塗布する．それでも耐え難い痛みとなることも多く，範囲が狭ければ局所麻酔の注射をして治療をした方がよい．

　照射のフルエンスは直後に表面が白色化する程度を目安とする．直後から出血が見られるようでは強すぎである．少し時間が経つと出血が見られる程度がよい．あまり低いフルエンスでは治療回数がかかることとなるが，強すぎて表皮が剥脱するようでは瘢痕を生じるリスクがある．

　また赤色にメラニン吸光度が高い532 nmを照射する時は，あまり高いフルエンスでの照射は勧めない．正常のメラニンが抜けて白色変化を生じることがある．刺青を除去する際にはその皮膚が持つメラニンにダメージをできるだけ与えないよう考えなければならない．

　治療翌日には水疱がしっかりできることが多いので，熱傷と同じような扱いでケアをする．抗生剤＆副腎皮質ホルモン含有軟膏を塗布して，ガーゼなどで保護をする．7〜10日で上皮化する．2か月以上空けての次回治療を勧める．

　また照射後にPIHが起こって，ほとんど色素がなくなっているのに茶色くなって刺青が残ったように見えることもあるが，この場合は最後にもう1回実施しましょうと患者には説明をして，慌てずに半年から1年治療を待ってもらうと，ほとんどものが消えているこ

とも多い.

　効果が弱くなったと判断した時は Q スイッチレーザーに切り替えると案外反応がよいことがある.

### (10) アートメイク

　概論は Q スイッチアレキサンドライトレーザーと同様であるので，そちらを参照されたい.

　刺青(117 ページ)と同様，ピコ秒レーザーは Q スイッチレーザーと比較して非常に効果が高い.

 **注意点**

　光熱作用が少なく光機械的作用が主役であるので，そのダメージは限局される. しかしピークパワーが高いので，あまり高いフルエンスで照射すると強烈な衝撃波によるダメージがあり得る. これをコントロールする必要がある. また流行の機器で万能のように言われていることもあるが，実際にはそんなことはなく，従来の Q スイッチレーザー系の方が優れている部分も多々ある.

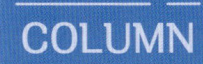
## 患者に寄り添う

　美容医療は患者の希望も優先しなければならない．しかし，それが医学的に正しくなければきちんと説明して納得してもらう必要がある．真っ黒に日焼けしている患者がシミを取りたいと言えば，UVケアの重要性をきちんと話して，よい状態になってから本格的治療を行うべきであり，トラブルはないが結果も出ない弱い治療をし続けるべきではない．一方で，最終的な結果がよいからといって長いダウンタイムの治療1択で説明をするべきではない．その治療は間違いではないが，他の治療法も説明をするべきである．患者に寄り添うというのは本当に難しい．優柔不断や患者の言いなりもダメであるが，医師の考えの押しつけもダメである．

## 左手を添えよう

　機器でも注入でも，利き手ではない側の手をどのように使えるかが重要である．機器治療時にハンドピースを持っていない側の手で皮膚を引っ張ったりつまんだり，注入では注射器を持たない側の手で皮膚表面を触れて正しい位置に入っているか確認したり，塞栓がないよう注入部が膨らんでいくか感じたりすることが重要である．意識するだけで治療結果は大きく異なる．

<各論> 各種機器の特徴と用途

# 7. 近赤外線レーザー （フラクショナルを含む 1320，1450，1540，1927 nm）

　近赤外線は水への吸収が主で，光熱作用を生じるレーザーである．炭酸ガスレーザーやEr:YAGレーザーのような非常に高い吸収率ではなく，基本的には蒸散作用はない程度である．熱凝固作用が主として生じる．現在では多くの機種がフラクショナルビームで照射される．これによって熱凝固層が点状に多数生じて，組織を再構築する．フラクショナルビームではない機種では，表層のダメージが強いために冷却装置が備えられているか，1発あたりのエネルギーがかなり低く，パルスを重ねることで効果を出す．

　1927 nm は水への吸収率が高め(図108)であり，高すぎるわけでもない．ちょうど表皮と真皮の境界部あたりで最も吸収されると言われている．表皮より真皮の方が水の含有が多く，そのわずかな差に合致して真皮上層でほとんどのエネルギーが熱に変わる．

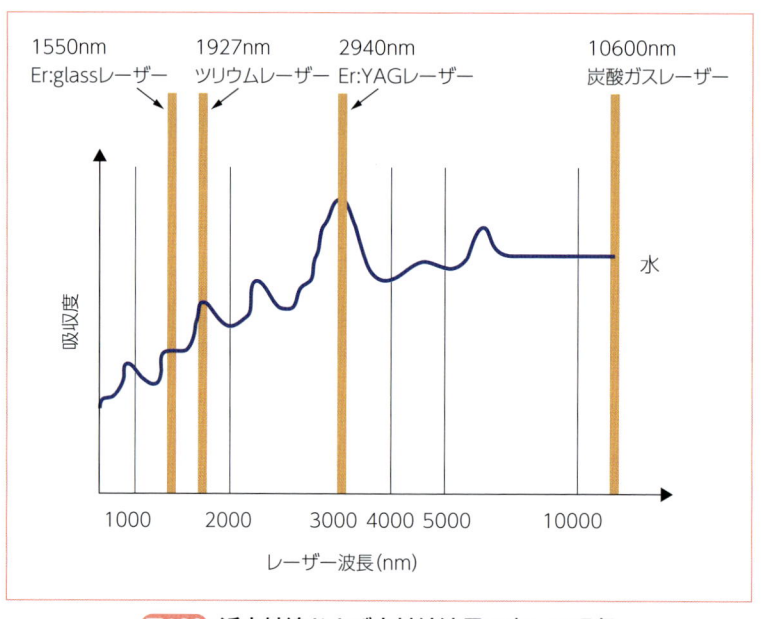

**図108** 近赤外線および赤外線波長の水への吸収

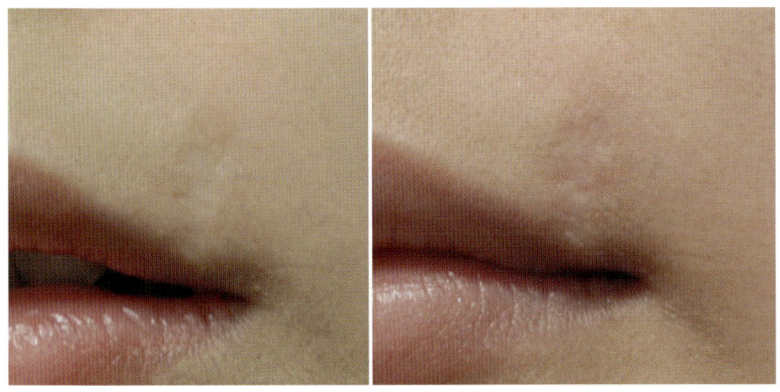

a．治療前　　　　　　　　b．5回治療後1か月

**図109** **1540 nm フラクショナルレーザーによる瘢痕治療**

## 何に使えるの？

　コラーゲンなど真皮の再構築が主となるため，シワやざ瘡後瘢痕の治療に用いられる．フラクショナルではない機種では，その強い熱作用から炎症性のざ瘡（ニキビ）の治療にも用いられる．

## 使ってみよう

### （1）ざ瘡後瘢痕（ニキビ跡）や瘢痕

　基本的な原理はフラクショナル炭酸ガスレーザーと同じであるが，最大の相違点は蒸散しないこと（ノンアブレイティブ）である．照射後数日は表層にわずかな落屑を伴うが，ダウンタイムは短く3〜4日である．組織の再構築という点では蒸散タイプに比較すると劣るため，治療には回数がかかることが多い（図109）．また凹凸が強い場合には効果が低いことも多い．

### （2）シ　ワ

　これもフラクショナル炭酸ガスレーザーと同じであるが，ダウンタイムが軽度で短いため，より美容的な要素が強いシワにはよい適応となる．ただやはり改善という意味ではノンアブレイティブゆえの限界もある．

### （3）ざ瘡（ニキビ）

　フラクショナルではないタイプでは，ざ瘡（ニキビ）の治療が主である．水に吸収されやすいため，炎症を生じている皮脂腺には特に吸収されやすく，皮脂腺を破壊する．その分，治療時の疼痛は強い．

　実際の治療ではほとんどの場合，麻酔を塗布してから治療となる．1か月ごとに3回ほど治療を行うと，効果が出ることが多い．

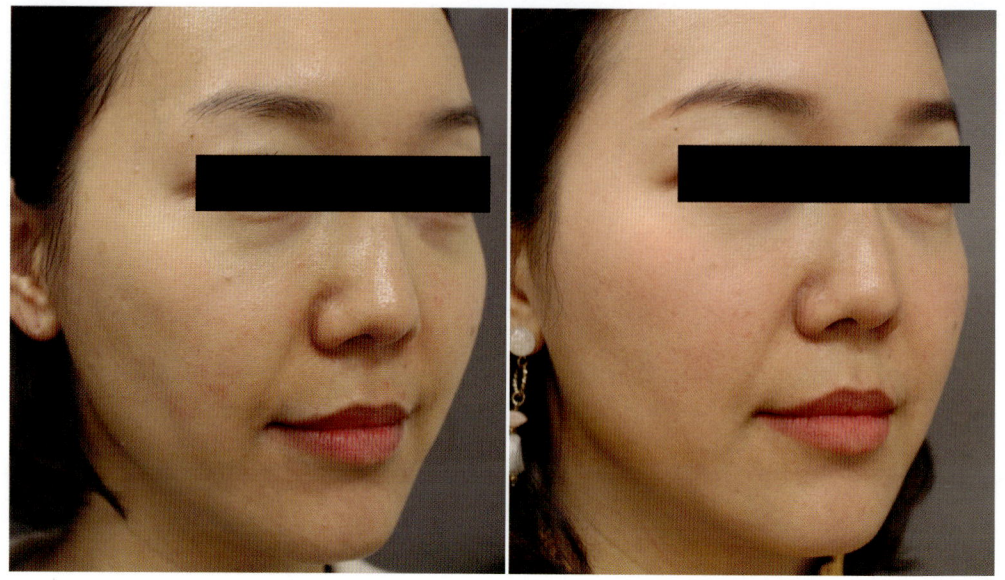

ａ．治療前　　　　　　　　　　　ｂ．３回治療後

**図110** 1927 nm フラクショナルレーザーによる肌のハリ治療

最近では低いエネルギー，短いパルス幅を非常に高い繰り返しパルス数で積み上げて照射するタイプも出てきている．この場合，疼痛はかなり軽減されている．

### （4）肌のハリ

1927 nm の波長では表皮と真皮の境界部に光熱作用が集中する．数日の経過で表皮が剥がれ，まるでむきたまごのようなツルッとした質感が得られる．２週間程度で直後のような艶感は徐々に収まってしまうが，回数を繰り返すことによって肌のトーンが明るくなるなど，まさに美容的に満足度の高い効果が得られやすい（図110）．

基本的に照射後は副腎皮質ホルモン含有のクリームもしくは軟膏を塗布するのみである．５日程度は肌荒れをしたようなごく薄い痂皮が生じるが，ダウンタイムとしては軽微である．通常１か月ごとに３回程度施術をして，患者満足度によってメンテナンスとして３か月ごとに繰り返していくのがよい．

### 注意点

1320〜1540 nm のような水分へのあまり高い吸収率を持たない波長域では，少し使い方を間違えるとこもった熱が大きな組織損傷を引き起こす．特にフラクショナルでない場合には，冷却が不十分であれば皮膚潰瘍も生じる．もちろんフラクショナルでも高密度の照射であればそれは同じである．

# 8. その他の機器

他にも多数のレーザーがあるが，美容皮膚科領域で用いられるのはレーザー脱毛機器としてのダイオードレーザー（810 nm 波長），部分痩身用のダイオードレーザー（1060 nm 波長）であろう．また皮膚科・形成外科としては血管腫を主として毛細血管拡張や赤ら顔に用いるダイレーザー（595 nm 波長）も挙げられる．

810 nm 波長のダイオードレーザーはジェルの塗布を要するものの皮膚に直接接触して照射し，ロングパルスアレキサンドライトレーザーと同等の脱毛効果を有する．照射の考え方も同様なので割愛するが，一部の機種では蓄熱式と称される手技がある．高頻度の繰り返しパルス数（10 Hz 程度）で定められた総エネルギー量を与えて，まさに蓄熱した状態として光熱作用を毛包に与える方式である．

痩身用の 1060 nm 波長ダイオードレーザーは波長特性として Nd:YAG レーザーと近似で，何にも吸収されにくい．つまり深達性がある．これを表層を冷却しながら分単位で照射すると，深部に緩やかな加熱が起こり得る．ロングパルス Nd:YAG レーザーの毛細血管に対する治療で既出のランベルト＝ベールの法則である．これによって深層，つまり皮下脂肪層が加熱されるが，脂肪組織は 5 分以上，45℃にすることでダメージを受けるとされている．これを利用して皮下脂肪を減少させることが可能である．ただし 1 回の治療ではほとんど効果はなく 2〜3 回以上は要する（図 111）．

595 nm のダイレーザーに関しては，ヘモグロビンへの吸収率の高さと血管径に適したパルス幅から毛細血管を破壊することが可能である．この機種に関しては美容皮膚科で導入する施設はそれなりにレーザーに詳しいと考えて，本書では割愛する．

## 光治療（IPL）

フラッシュランプを用いた治療機器である．レーザーと異なり，様々な波長を有する（ブロードバンド）．簡単に言えば単なる光である．太陽光に近い波長帯を持つキセノンランプ（カメラのフラッシュに用いるランプ）が光源である．この光の波長のうち不要な部分をフィルターでカットする（カットオフフィルター）．カメラのレンズにフィルターを装着して色を整えるのと同じと考えればわかりやすいだろうか．多くの機種は特定の波長以下をカットするフィルターを使用し，それ以上の波長で構成される光を照射する．キセノンランプは可視光線領域では波長が短いほど光の強度があるので，カットされた近傍の波長の

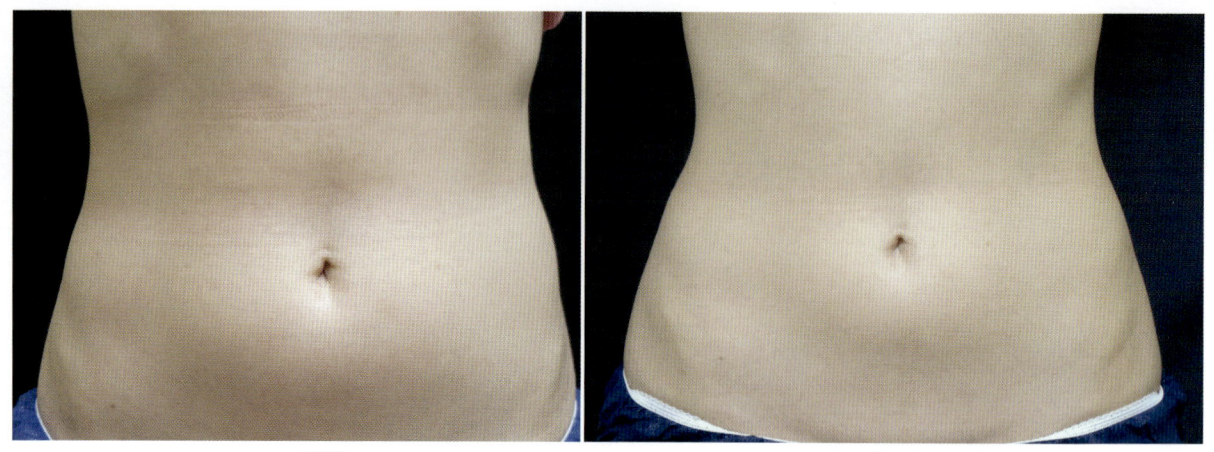

a．治療前 b．3回治療後8週間

**図111** 1060 nm ダイオードレーザーによる腹部皮下脂肪減量

吸収特性がメインになる．また不要な近赤外線領域の長い波長側もカットする機種が多い．

　メラニンやヘモグロビンに反応して顔全体の色ムラの改善治療に適する．パルス幅はミリ秒単位なので，ロングパルスレーザーに似た反応を示す．

　治療の基本はカットする波長，エネルギー量，パルス幅をどう組み合わせるかである．また機種により表面を冷却するシステムを搭載しているものもある．

### 何に使えるの？

　メラニンとヘモグロビンへの吸収が主となる．つまり老人性色素斑や雀卵斑，毛細血管拡張，赤ら顔などである．肝斑への治療を実施している医師もいるが，よい結果を得るにはリスクもあり経験も要する．広範囲に照射できることが大きなメリットであり，またブロードバンド光ゆえに様々な反応を生じる．老化して様々な色ムラのある肌に有効で，また光熱作用によってハリ感も得ることができる．

　パルス幅がミリ秒単位ゆえにメラノソームの熱緩和時間を超える．よって真皮のメラニン色素性疾患や刺青の治療には禁忌である．熱傷，瘢痕へと至ってしまう．

### 使ってみよう

　この機器は特定の疾患に対してというよりも光老化に対する治療である．

　多くの機器は肌に透明なジェルの塗布を要する．冷却と，水への反応を生じる近赤外線領域光をカットする役割もある．

　照射設定はまずどの波長帯を使うかから始まる．カットオフフィルターが固定のものもあるが，差し替えることができる機種ではこの選択で効果が変わる．メラニン色素に対して切れ味のよい治療を行う場合には短い波長でカットするフィルターを用いる．500 nm近傍を用いることが多い．肌の色が濃い場合やリスクがあると感じる場合は長めの波長で

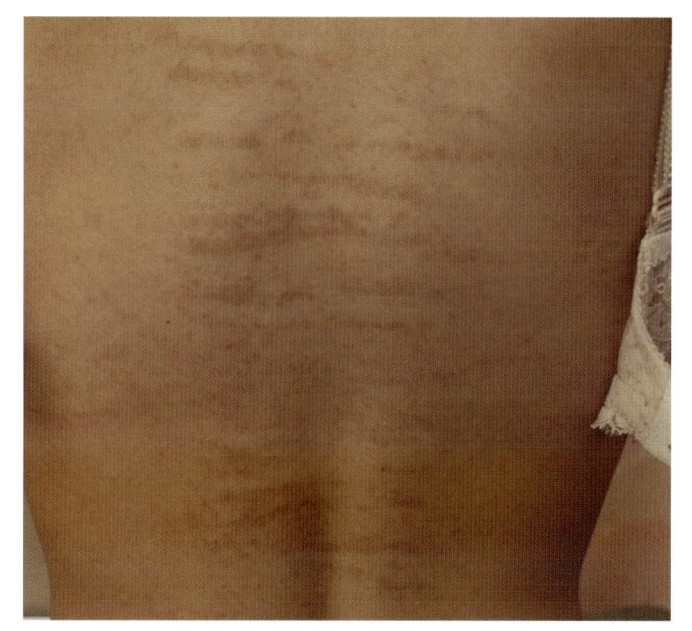

**図112** 背部に対する IPL 治療後の PIH

カットするフィルターを用いる．メラニンの吸収に関して選択性を重視するなら，レーザー同様に考えて 700 nm 近傍がよいが，実際にはキセノンランプのこのあたりの光の強度が弱く，実用的ではない．血管系には 590 nm 近傍の波長でのカットオフフィルターを用いる．

またメラニン色素性疾患の場合にはパルス幅が短いほど切れ味に優れる．フルエンスも高い方が有効である．

ただ闇雲に強く照射すると，単純に非選択的な熱傷を生じ，場合によってはタイガープリントと称される縞模様が残る（図 112）．炎症後色素沈着（Post Inflammatory Hyperpigmentation；PIH）である．当たり前であるが，適切な設定での照射が望ましい．特に色黒の肌や日焼けしている肌への照射は慎重になるべきである．

適切な反応は，即時の白色変化（Immediately Whitening Phenomenon；IWP）は生じず，しばらくしてメラニンがあった部分が濁った濃い色調になる程度である．表層が剥離するような強さでの照射は避けるべきである．

照射後は 5〜10 分ほど冷却をする．通常は 1 か月ごと複数回治療を要する（図 113）．

### 注意点

この機器は使用できる範囲は広いが，レーザーではない．切れ味が劣る．広範囲に治療できるというのがメリットである．シミ治療においては異常なケラチノサイトを排除することが重要だが，熱変性が主役であり，完全破壊とはならない．また熱傷には注意が必要である．単回では何にも問題はなくても，所詮は熱傷を生じさせている機器である．頻回

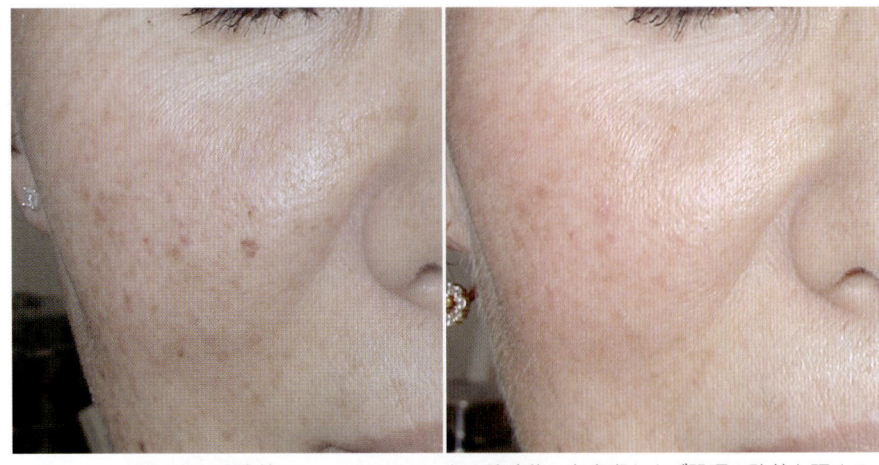

　ａ．治療前　　　　　　　　ｂ．治療後．色素斑および肌理の改善を認める．

**図113　IPL 治療**

　の治療では皮膚はダメージを受けてビニール肌のようになる．

## 単極型高周波（ジュール熱方式）

　いわゆるモノポーラ方式の加熱である．背部などに大きなサイズの極（対極板）を貼り，皮膚面に小さなサイズの極を当てて，その間を高周波が流れる．その中でジュール熱とは組織の抵抗（インピーダンス）による電流の流れにくさによって加熱されるものである．ただし人体は金属と比較すると電流が流れにくい（導電体と誘電体の性質を持つ）．特に高周波となるとなおさらである（電気と違って感電しにくい）．深くまで強く加熱することが難しい．

　一般的な単極型高周波機器は，深部に流れはするが十分なエネルギーとならず，タンパクが変性するような高温にはなりにくい．これはむしろエステの機器にとっては好都合であり，穏やかな加熱となる．しかしタルミ治療に用いるにはこれでは不十分である．特殊な機構（誘電膜を持つ容量結合型）によって深部へ強い加熱を生じ得るタイプの機器がある．非常に特殊な機構であり，多数の特許を取得している．数年前までは１つのメーカーのみがこの機器を製造していたが，現在ではその特許が切れて多数の同類の機器が登場している（機構の詳細はかなり複雑なので詳細は成書を参照されたい）．

　皮膚の表面は冷却されつつ，表面から数 mm の深さまでタンパク変性に至る温度に加熱する．これによって即時的および創傷治癒機転によって３次元的に組織が収縮する（図114）．ジュール熱の原理として，皮下脂肪や水分よりも線維性結合組織の方が優位に加熱される（図 115）．

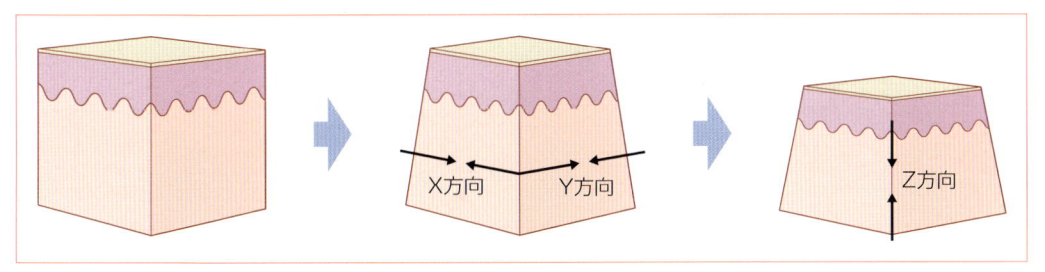

**図114** 高周波による3次元的収縮

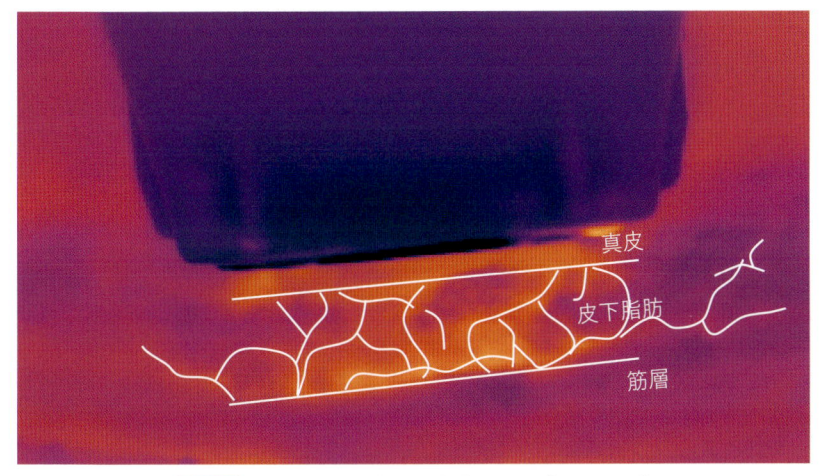

真皮

皮下脂肪

筋層

**図115** 線維組織優位の加熱（サーモグラフィー）

　特にタルミの治療機器に関しては，先行する機器に対して後発で技術的にコピーした機器が多数登場する傾向にある．最新型などと称されるが，所詮はコピーである．大抵の場合，先行するオリジナルの機種の方が効果が高い．これはやはり基礎研究をしっかりして開発に至るからである．後発の機種は，先行する機器を分解し，工学的にはほぼコピーできているかもしれないが，やはり不十分である．エネルギーのロスが生じたり，部品材料の価格などから異なる材質の部品を使ったりする．小さなメーカーが「完全にコピーしました」などと言うので細部まで見せてもらうと構造が異なっており，それを聞くと，そこは必要ないと思ったからなどと回答されるが，実際にはその部分がキーポイントだったりする．要はコピーが難しい部分を誤魔化すのである．新しい機種だからコピーでも優れているわけではない．*in vivo*, *extra vivo* のデータをしっかりと収集し，工学な開発費をかけている先行メーカーはどんなことがあっても1番であると感じる．ただ，最近では大手メーカーがただ追随するだけではなく，新しい技術を組み込んで素晴らしい機器を作ることもある．その場合には，また違った効果を持つのであり，先行機種のコピーではないし，完全なるライバルではない，共存する機器となり得る．いずれにせよ我々医師はそんなコピーメーカーの宣伝文句に騙されてはいけないし，それを真に受けてホームページに堂々と記載しているのを見るとちょっと恥ずかしい．

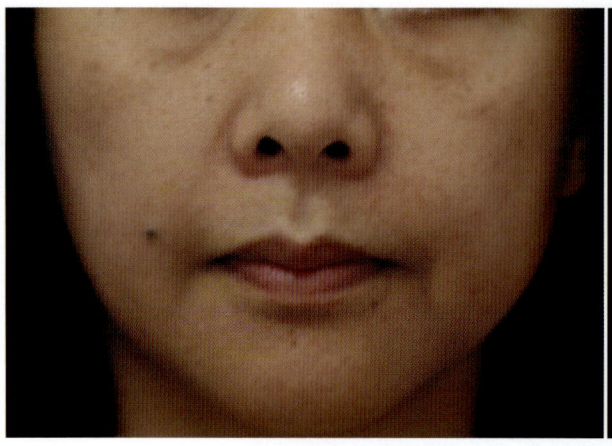
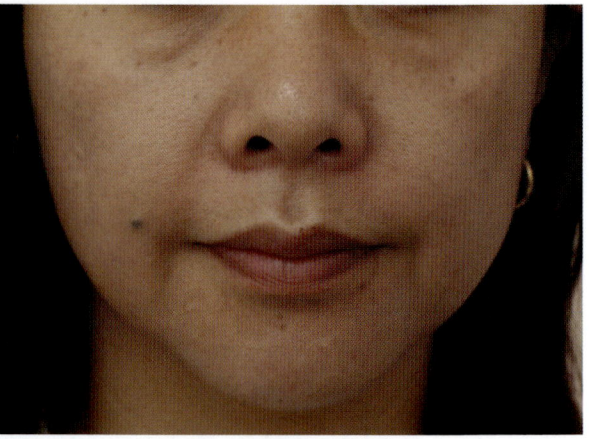

a．治療前　　　　　　　　　　　　　　b．治療 2 か月後

**図116** 容量結合型高周波によるタルミの治療

 **何に使えるの？**

　タルミの治療としては tightening である．前述のように 3 次元的に引き締める効果となるので，顔面においては皮膚のハリを得るだけでなく，特に下顔面を小さく収縮させる．また上眼瞼のタルミにも用いられる．この効果は顔面だけではなくボディにも用いられ，特に腹部の場合にはシワが多いたるんだ状態を引き締め，ハリを回復させる．

 **使ってみよう**

　基本的にかなり疼痛が強く出る治療である．しかしながら皮膚表面に熱傷を生じさせずに真皮や皮下に強い熱を与えることを目的としており，表面の痛覚を減少させるような麻酔は原則として行わない．

　顔面の場合，照射は疼痛が耐えられるレベルでの実施となる．1 回で強力なエネルギーを与えるのではなく，ひと通り照射したらさらに照射を繰り返していくように何度も照射をすることで十分な加熱をしていく．

　即時的にはコラーゲンなどの真皮，皮下の線維組織が炎症と即時性の収縮を起こすことで引き締め効果が得られる．さらに，熱ダメージを受けた組織は創傷治癒機転によって徐々に新しい線維性結合組織が生成され，1～2 か月で長期的に持続する引き締め効果となる（図116）．効果の持続には個人差や機器による相違はあるが，数か月から半年程度である．

 **注意点**

　この機器は高周波の特性上，均一に熱が伝わりにくい．また表層へのダメージもあり得る．熱傷には注意が必要である．前述のように麻酔は原則行わないが，この理由としては

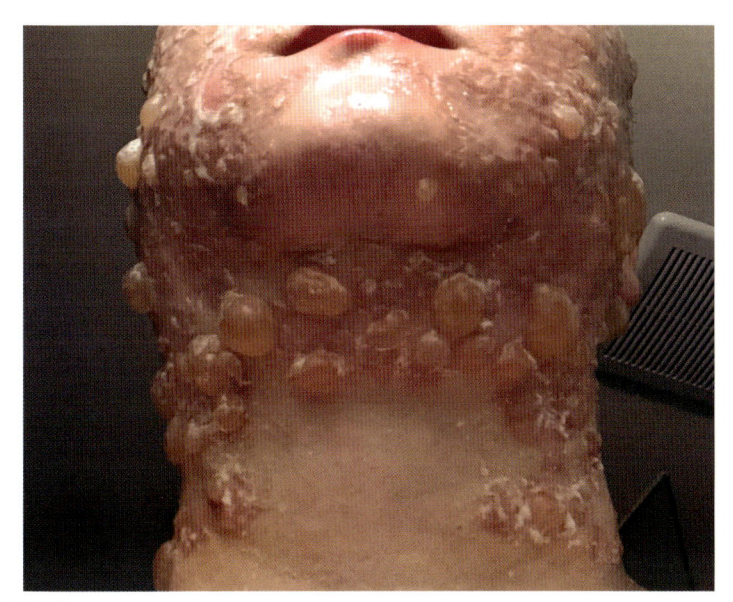

**図117** 麻酔を行った後に容量結合型高周波治療を実施し，熱傷となった例

(台湾　林　上立先生提供)

何らかの問題で表面の異常な加熱が生じた場合には痛覚があることで危機を回避できるからである．実際に麻酔によって熱傷を生じていることに気づかず大きなトラブルとなった例もある(図117)．また組織を収縮することはできるが，若返らせているわけではない．患者の誤解を生むような説明をせずに，いかに引き締めが生じていくのかをきちんと説明する必要がある．

## 単極型高周波(Radiative，誘電加熱方式)

やや高い周波数で誘電加熱の原理によって加熱する．誘電加熱は，電流ではなく電場の力で荷電した水分子を振動させる(激しくプラスマイナスが入れ替わる高周波によって水分子が激しく向きを変える)(図118)．深部まで加熱するが緩やかである．実際に施術を受けるとかなり深い層が急速に加熱されるのが自覚される．加熱対象は水分子となるので，電子レンジのように水分の多い層が加熱されやすい．なお，双極型(バイポーラ方式)もある．

### 何に使えるの？

緩やかな加熱形式ではあるが，深部は40℃台後半へと加熱されるのでタンパク変性に至るに近い状態となる．即時的には脂肪層の間質液や真皮の水分を主とした加熱によってハリ感を得る．タルミ治療の1つにはなるが，引き締まるような効果は得られない．ハリ感や質感の改善が主となる．

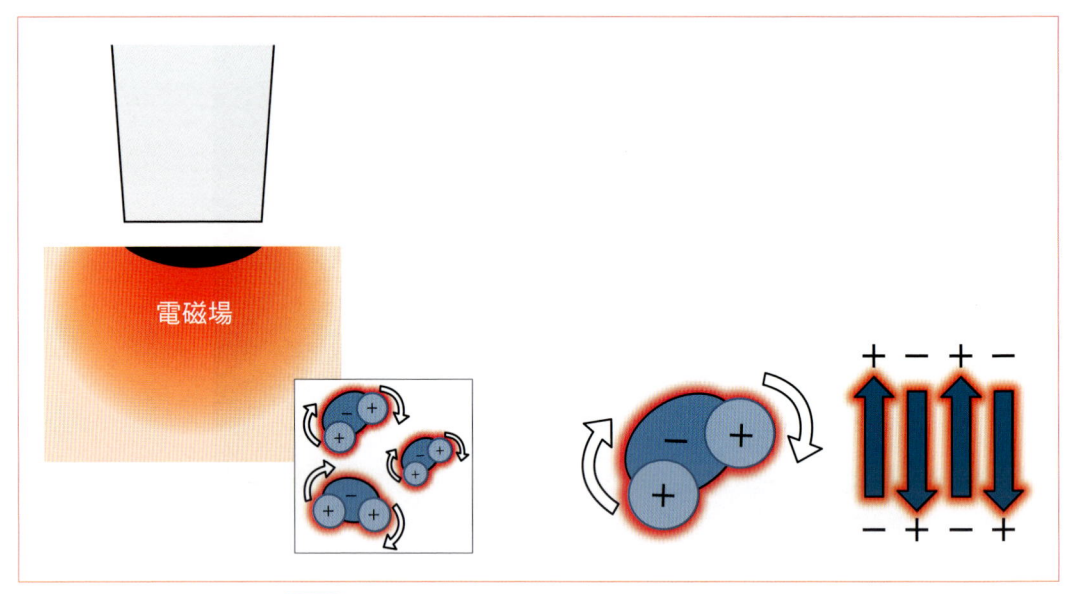

**図118** 高周波誘電加熱における水分子の振動と加熱

### 使ってみよう

　単極型高周波の照射はroving(もしくはムービング)と称される，ハンドピースを同じ部位に止めず，常に動かしながら加熱をしていくという手法で行う．手の動きを止めるとかなり熱感が強くなり，疼痛を伴う．販売当初は数秒間同じ部位に当ててしっかり加熱していくことが推奨され，前述の容量結合型の高周波と同じような機序で効果を出そうと試みられたが，疼痛の強さから現在ではrovingが行われている．この方法ではほぼ疼痛がなく，深部が加熱されていく．到達温度は低いので組織変性は少ないと考えられるが，臨床的には調子のよさ，肌質の改善などが得られる(図119)．

　通常表面温度が40〜42℃になるまで照射していき，その状態が数分持続するようにする．顔全体でトータルの施術時間は10分ほどとなる．

　タルミ治療としてはベースラインとも言える手法であり，長期的な施術の繰り返しによって，いわゆるアンチエイジング的な位置づけとなる．

### 注意点

　疼痛がない治療であるということは，つまり創傷治癒機転は直接的には働かない．非常にマイルドな効果であるので，患者に過度の期待を持たせると残念な結末となる．

## ニードルRF

　針を皮膚に刺入し高周波を通電する機器で，基本的にはジュール加熱を用いる．高周波

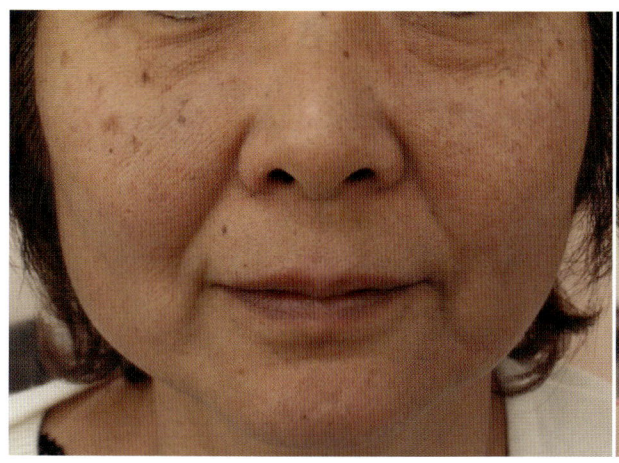
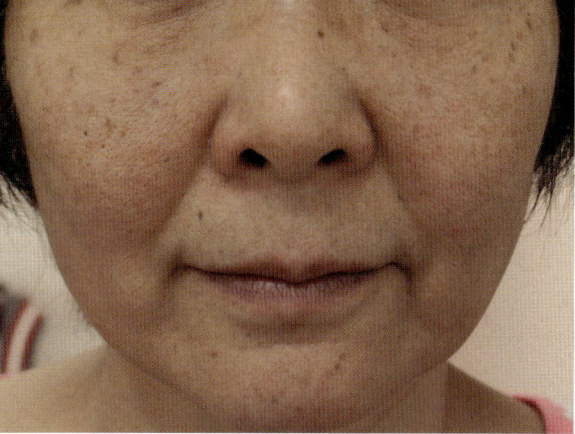

a．治療前       b．治療後

**図119** Radiative 式高周波によるタルミ治療例

電流で，刺入した周囲を焼灼するイメージである．針には絶縁しているタイプと，していないタイプがある．多くの場合，浅い層に点状多数の焼灼点を作り，創傷治癒機転を生じさせる．強いダメージではないので肌質の改善に留まる．弱い刺激（出力）によって毛細血管などの状態を改善し肝斑の改善を得るとも言われるが，単独での効果に乏しい．また陽圧をかけてポンピング作用で針穴から薬剤の導入を図る機器もある．

### 何に使えるの？

通常，熱作用は強くないので，肌質の改善が主となる．筆者は使用していないので，詳細は割愛する．

## 高密度焦点式超音波（High Intensity Focused Ultrasound；HIFU）

超音波の音響エネルギーを1点に集中させることで組織を焼灼するのが高密度焦点式超音波（High Intensity Focused Ultrasound；HIFU）である．ちょうど虫メガネで太陽光線を1点に集めて焼灼するのに似ている．音響レンズとは凹面鏡のようなものであり，凹面鏡から発振された超音波は定められた深度に集束されて，組織を高温にする（図 120）．その焼灼点は1 mm 程度であり，これを多数作ることで組織を変性させる．ターゲットとなるのは顔面においては 1.5〜4.5 mm である．つまり真皮から SMAS までになる（図 121）．イメージとしては一眼レフの交換レンズのように，各種トランスデューサーが用意され，それぞれに集束の深度が決まっている．多くのメーカーは1つずつ単一の集束深度だが，機種によってズームレンズのように深度が変更できるものもある．

集束点（焦点の合った部分）は 50〜70℃ に加熱されるのでタンパク変性に十分な温度となる．

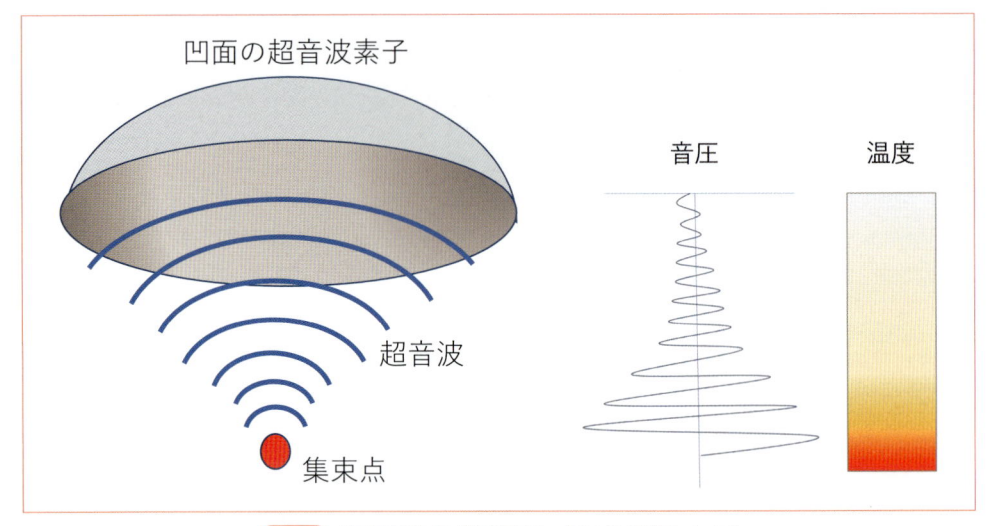

**図120** 高密度焦点式超音波における音響レンズ

半球状のプローブから超音波を発生させる.
超音波を焦点領域に集束させ，焦点領域のみを加熱し組織を熱変性させる.
しかも，焦点領域以外の介在組織にはほとんど影響を与えない.

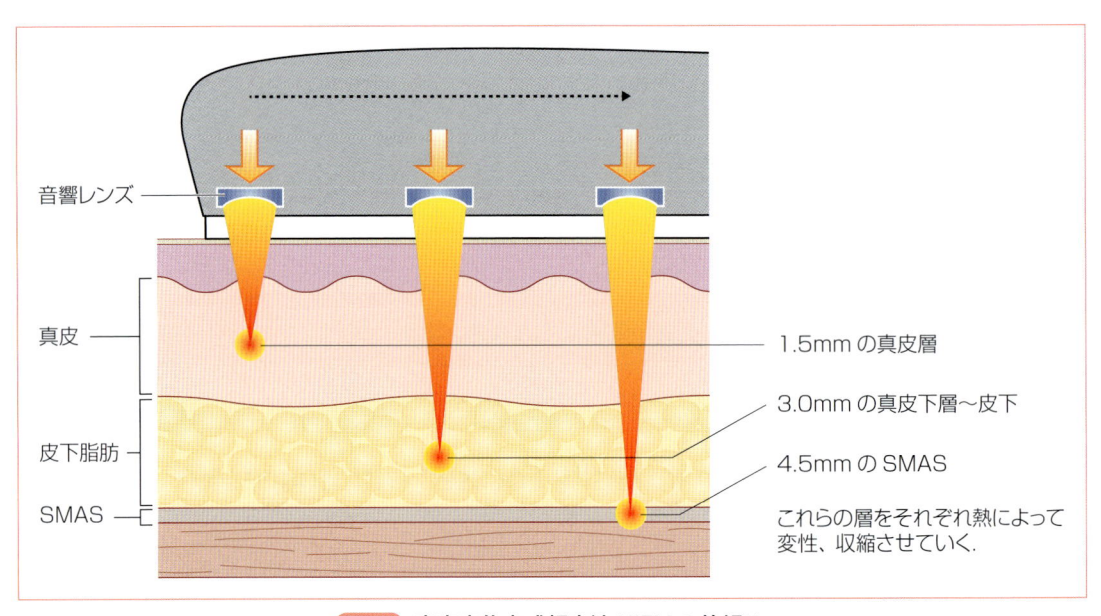

音響レンズ

真皮

皮下脂肪

SMAS

1.5mm の真皮層

3.0mm の真皮下層〜皮下

4.5mm の SMAS

これらの層をそれぞれ熱によって
変性、収縮させていく.

**図121** 高密度焦点式超音波 HIFU の仕組み

　なおこのトランスデューサーにはモーターがついており，音響レンズは移動しながら断続的に超音波を発振する．これによって集束点は点線状に集合した状態となる．トランスデューサーを少しずつずらしていきながら照射することで多数の集束点が2次元上に広範囲に生じる（図122左側図）．機種によってはこれが連続発振されて（点線ではなく）線状の焼灼を生じる．またモーターがなく，ただ断続的に発振されるだけで，フリーハンドで動かしていく機器もある（図122右側図）.

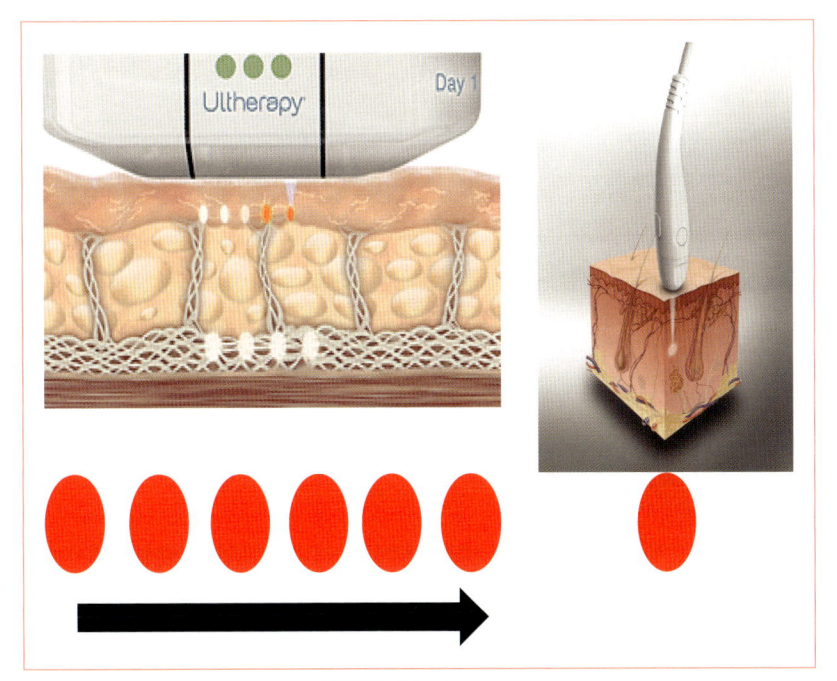

**図122** 様々な HIFU

### 何に使えるの？

　狙った層を焼灼できることから，顔面などのタルミ治療に用いられる．顔面では SMAS より深層は顔面神経の走行などに注意を要する．そのため多くの機種が 4.5 mm の集束深度のトランスデューサーを最深度のものとして用いる．4.5 mm を SMAS，3 mm を真皮直下の脂肪層，2 mm もしくは 1.5 mm を真皮層が標的として用いる．各層に点状の焼灼点を多数生じさせ，創傷治癒機転により引き上げる，いわゆるリフトアップの機器である．その他，集束点を大きく，かつ深く設定したトランスデューサーで皮下脂肪層を破壊し部分痩身の効果を得ることも可能である．

　最近の試みでは緩やかな熱で，かつ線状の焼灼を作ることで顎下などの引き締めや肌質の改善効果を狙うもの，低エネルギーで皮下脂肪層を焼灼せずに刺激して結果として脂肪を増加させるものなどもある．

### 使ってみよう

　原則として塗布麻酔などは行わない方が安全である．また麻酔の効果がある層より深い層を焼灼することが多い．

　治療においては解剖学的に標的を考えて，無駄うちのないよう照射を行う．4.5 mm のトランスデューサーの場合，標的は頬であれば SMAS となる．SMAS は外側ほど強固であるので，そこを重点的に照射する．また頚部においては SMAS と連続する広頚筋を標的と

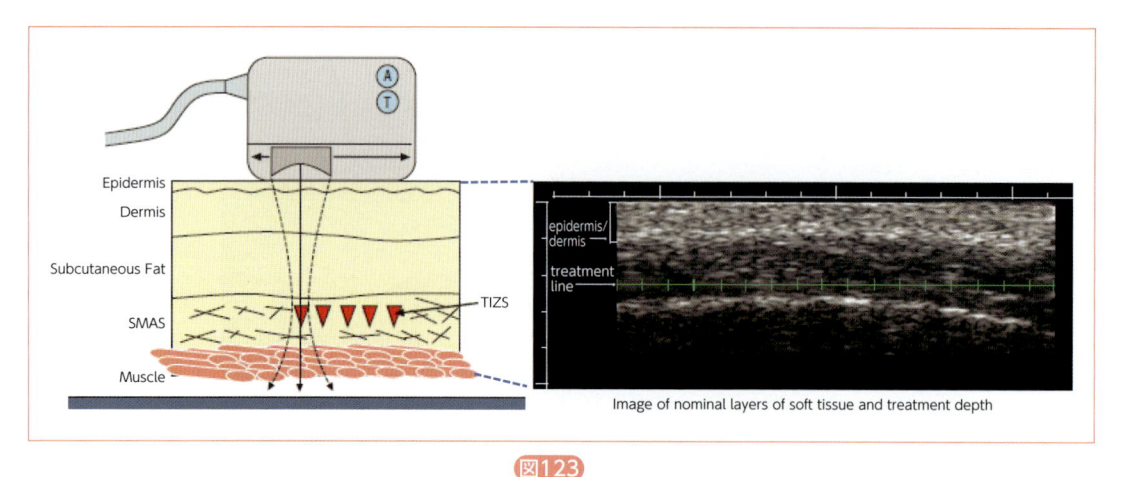

Image of nominal layers of soft tissue and treatment depth

**図123**

画像を確認して照射可能な機種もある.

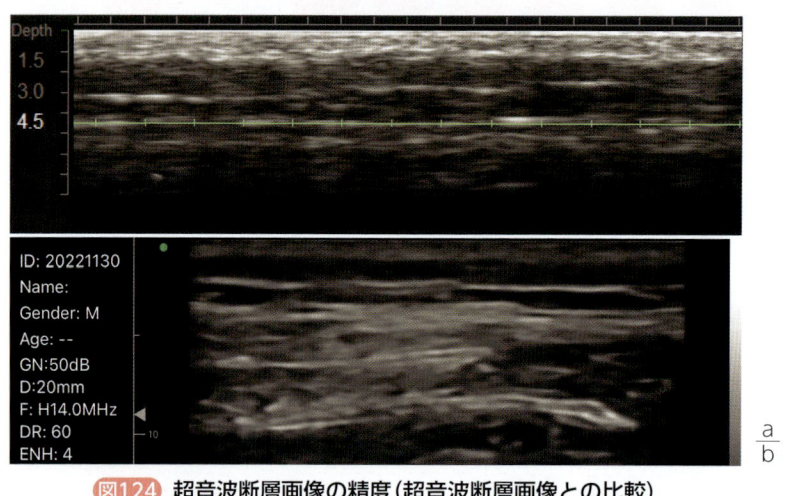

**図124** 超音波断層画像の精度（超音波断層画像との比較）

a：HIFU におけるリアルタイム画像
b：14 MHz 検査機器における画像
同一部位（左頬下方咬筋上）にて画像を比較. 14 MHz 検査機器の方が圧倒的に精度は高いが, SMAS や皮下など治療に必要な情報は HIFU でも十分に得られている.

する. 3.0 mm では顔面の皮膚の厚さは 2 mm 程度であるので, 標的は直下の皮下浅層となる. 額であれば（加齢による）皮下脂肪の少なさから前頭筋になる. その他, 眼瞼周囲でも表情筋が標的であろう. 2.0 mm や 1.5 mm は真皮を標的とするので眼瞼周囲を主として, 全体に照射するのもよい. 一部の機種は超音波断層画像を見ながら照射が可能であり（図 123）, リアルタイムにどこを照射しているかが把握できる. ただし通常の超音波断層診断装置と比較して精度は低く, あくまで目安ではある（図 124）.

照射後は特にケアを要しない.

出力が弱い機種では即効性がある. むしろ強い機種では遅れて効果が出てくる. これは組織の破壊の程度に依存している. 温度上昇が低い, 軽い損傷であればコラーゲンなどの線維組織は破壊されず, 1 次収縮とともに軽い炎症を起こして即時効果となる. ただし損

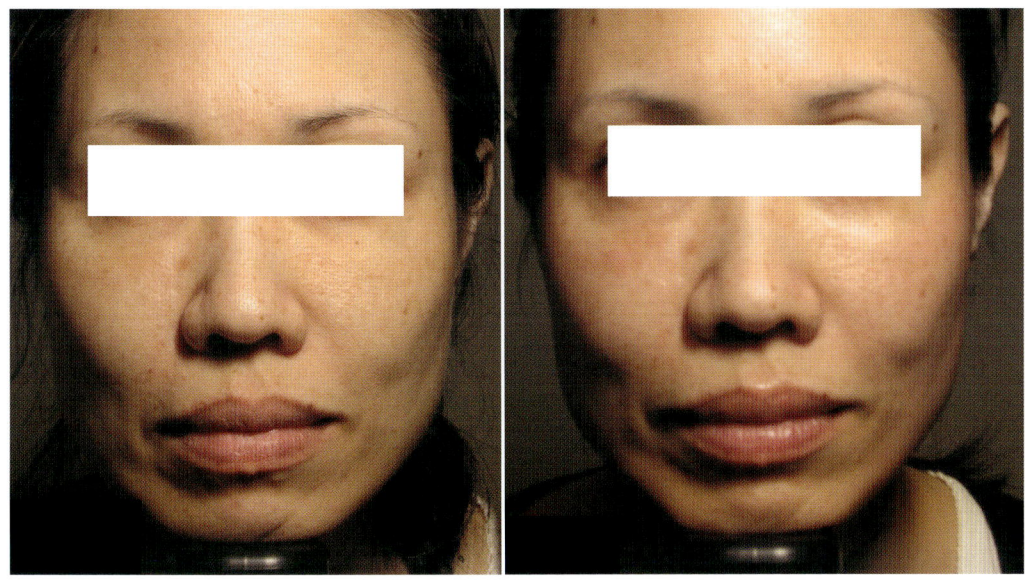

a．治療前　　　　　　　　　　　　　b．治療後 2 か月

**図125** HIFU によるタルミ治療

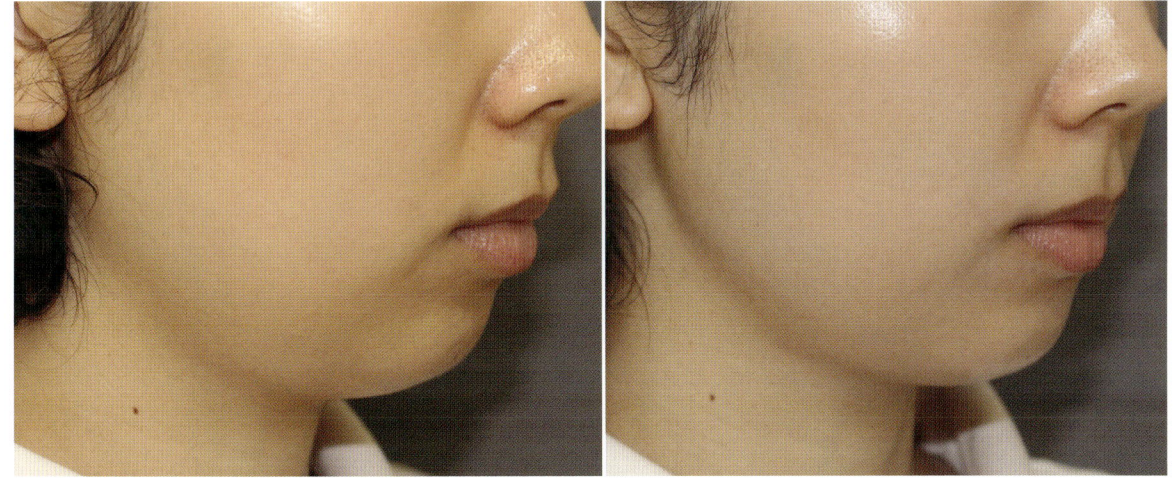

a．治療前　　　　　　　　　　　　　b．3 回治療後

**図126** HIFU による顎下の引き締め治療

傷が軽度であるゆえに組織の再構築は軽度で，持続性に劣り，1～2 か月程度となる．温度上昇がしっかり生じ破壊が行われれば，炎症は生じるが 1 次収縮が得にくく，再構築の過程(1～3 か月)で効果が強く生じ，かつ半年から 1 年持続する(図 125)．クリニック経営上，どちらがよいかは医師の考え，ニーズ次第である．その他線状に焼灼するタイプでは 2～4 週ごとの複数回治療で効果を得る(図 126)．

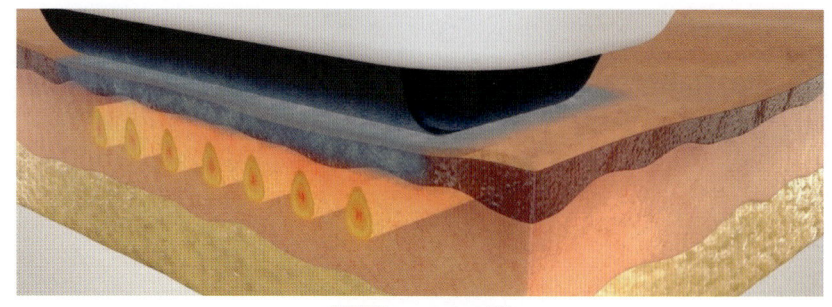

**図127** SUPERB™

大きな範囲への直接的熱作用. 7本の円柱形の熱ダメージ

## 注意点

　HIFU は超音波の振動で, 音響インピーダンスの高い固形物を非選択的に破壊する. つまり神経や血管壁などは破壊されるリスクがある. 解剖学的知識を持った上で実施しないと大きなトラブルになる. 特に顔面神経損傷は絶対に避ける必要がある. 三叉神経も同様で, 特に眼窩下神経損傷は歯科の麻酔の後のように口唇の感覚が鈍りストローで飲めない, うがいができないなどの日常生活での支障が数週間生じ得る. 重症の場合は口腔内の感覚がなくなることもある. 個人的見解ではあるが, 知覚神経の方が HIFU での損傷が生じやすい.

　また頬内側を重点的に照射するなどでは表情筋の損傷, 腫脹が起こり, 治療翌日から口の動きが左右非対称になるなど, 顔面神経麻痺類似の症状が出現し, 2週程度持続し得る.

　照射においては強く圧抵するとより深い層に焦点が合うことになるので, 特に痩せ型の顔貌などでは注意を要する.

　またトランスデューサーがしっかりと密着していないと焦点が浅くなり, 最悪の場合, 皮膚表面に熱傷を作ることとなる. 特に頬下方や顎下においては注意が必要である. 狙った層にきちんと照射できているかを知るには超音波断層画像つきの機種が優れている.

## 同期平行型超音波(SUPERB™)

　強力なエネルギーの超音波を発振し, 真皮を主に加熱する装置で, 真皮に限局して広範囲にかつ強力に加熱する(図127). そのため表皮は接触して常に冷却して温度をモニタリングしつつ, 一瞬ではなく数秒かけて加熱していく. 従来機種にはないしっかりした熱変性が得られる.

## 何に使えるの？

　真皮が強力に加熱されて再構築が起こることから, シワやタルミに対して用いる. 皮膚の引き締め効果については非常に良好である. 顔面のみならず頚部や上腕などに適応がある.

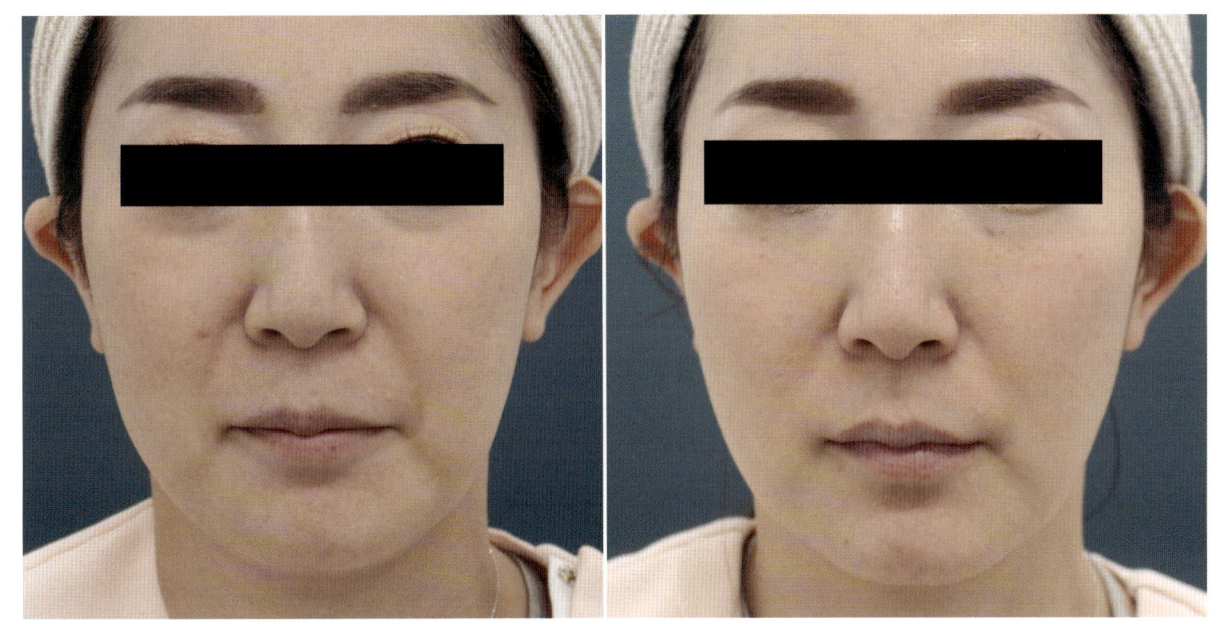

a．治療前　　　　　　　　　　　　b．治療 2 か月後

**図128** SUPERB™によるタルミ症例の治療

## 使ってみよう

　かなり疼痛が強く出る治療である．塗布麻酔は必須である．ただし，それだけでは困難な例もあり，内服の鎮痛剤，冷風の吹きつけ，振動での疼痛緩和などを行う．場合によっては神経ブロックも併用する．

　加熱ゾーンが円柱状に 7 か所ほど生じ，円柱の長軸への方向性（ベクトル）を持った引き締め効果が得られる．よって照射する際にはどちらの方向に引き上げるのかを考えて，プローブを当てる方向を熟慮する．

　2～3 週程度で効果を感じ，半年以上継続する．表面的なハリ感が強く，また皮下へのダメージを一切生じないので，比較的若年層のタルミ治療にも用い，満足度は高い（図128）．

　部位としては顔面はもちろんだが，頸部のような皮膚の薄いかつタルミの主要因が皮膚にある場合には非常に良好な結果となる．

## 注意点

　疼痛の管理が最も難しい．また温度モニターがついているとはいえ，稀に表層への熱傷が生じる．

<各論>

# 注入治療

## ＜各論＞

# 注入治療

## ボツリヌス毒素製剤

　神経筋接合部でアセチルコリン受容体に結合して，注入部位の筋肉の動きを止めるのがボツリヌス毒素製剤の主たる作用である．現在，本邦ではかなりの施術数が行われている．統計によると，本邦で行われている非外科的治療のうち，施術数の第2位がボツリヌス毒素製剤である．患者も製剤の効果をよく知っており，部位指定で希望されることも多い．神経が麻痺，変性しても徐々に4か月程度かけて再生されるため，効果は期間限定であり，ほとんどの場合は元に戻る．よって繰り返しの施術が必要となることが多い

### 何に使えるの？

　ボツリヌス毒素製剤はアセチルコリン作動性の神経を麻痺させるので，運動神経の終末に影響を与える．美容領域では表情筋の動きによるシワ，いわゆる表情ジワに用いる．眉間と目尻の表情ジワに対して厚生労働省の承認を得ている．もちろんその他の部位，額などでも有効である．その他にも咬筋に投与することで噛み締めの力を緩和するとともにボリュームを減じることができる．またアセチルコリンの作動性として，腋窩を主として多汗症の治療に用いることもできる．顔面でも同様のことが可能である．

### 使ってみよう

　バイアルに入ったボツリヌス毒素製剤を生理食塩水(場合によってはキシロカイン液)で溶解する．ほとんど見えないような少量がバイアル壁面に付着しているので，液体を入れればすぐに溶解される．溶解は厳密に液量を測って行う．1バイアルで50単位(IU)という量が入っており(承認品以外は多くが100単位)，筋量に応じて1部位0.5〜5単位ずつを筋内に注入するのが基本である．50単位のバイアルであれば1.25 cc生理食塩水で溶解すると4単位が0.1 ccとなる．実際の注入量であるが，例えば眉間であれば中央の鼻根筋に2単位，皺眉筋の内側左右各2か所に4単位ずつ，合計18単位など注入する一方，目尻では眼輪筋外側に1単位を左右3点ずつなどの少量を注入し，咬筋では左右5単位を5か所ずつが基本(図129)である．しかしながら，状態によって注入部位や単位は様々である．慣

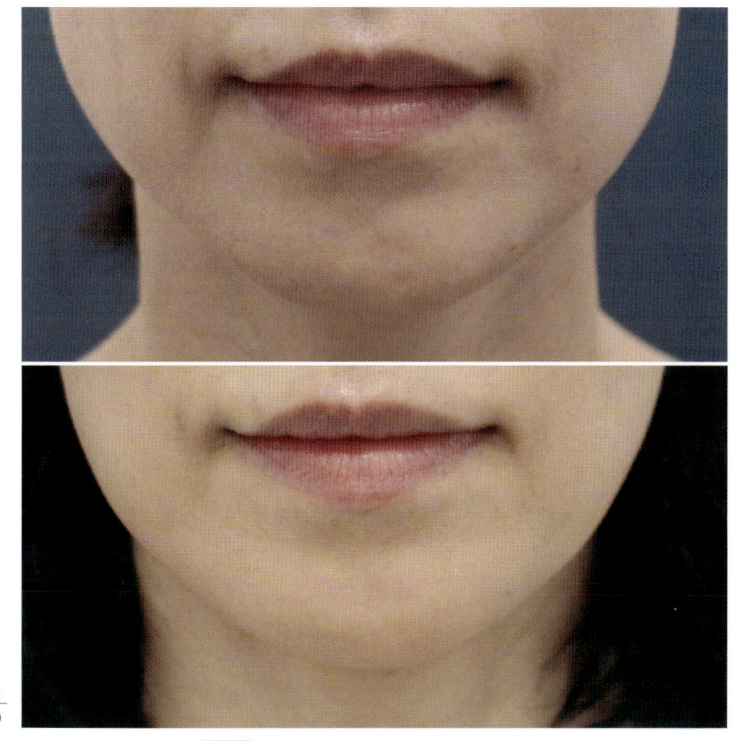

**図129** 咬筋へのボツリヌス毒素注射
a：治療前　　b：治療後

れてくれば筋の動きなどを見極めて，また力のバランスを見ながら量や部位，深度を調整する．その他，前頭筋に注射して額のシワを改善，口角下制筋に注入して口角挙上など，表情筋の解剖と動きを熟知して実施するまさにアートである．

他にも皮下に少量ずつ（1 cm 間隔程度）で全顔に注入してリフト作用をもたせたりする手法もある．

表情筋の動きはいわゆる「癖」なので，動きを止めた状態がしばらく続くと，神経の再生が終わっても動かさなくなる人もいる．その場合は，治療感覚が再生までの3〜4か月より長くなることもある．咬筋においては麻痺していると徐々に筋力が落ちて薄くなり，数回の治療で長期の間，筋力として回復しないこともある．つまり効果が持続する．

腋窩の多汗症では有毛部を主に1 cm 間隔で皮内〜皮下の浅層に注入する．

ボツリヌス毒素製剤は希釈して濃度が低くなるほど，注入すると広範囲に広がる．一方，高濃度で注入すると広がらないがしっかり効く（図130）．さらにはあまり低濃度だと持続も短い．広範囲に広げて効かせたい場合，難しい領域で限局させて周囲の筋に効かせたくない場合は希釈の度合いを変えるとよい．ただし，濃度を上げてもおおむね周囲1 cm 程度には広がると考えた方がよい．

なお，倹約しようとして少ない単位を投与すると，効果が弱いだけでなく持続期間も短くなるので，定められた単位を使う方がよい．

濃度と用いる単位はよく考慮して使用するべきである．

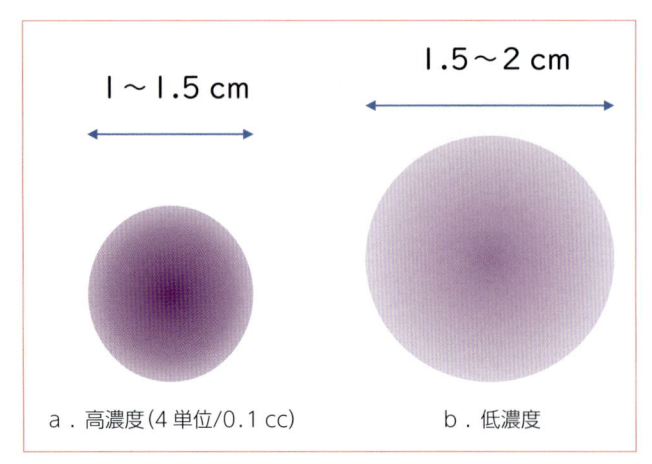

a．高濃度（4単位/0.1 cc）　　　b．低濃度

**図130　ボツリヌス毒素の拡散**

 **注意点**

　トラブルで多いのは「効きすぎ」である．例えば額などを広範囲に作用させると眉が上げられず瞼が重くなる．また他の周囲の筋肉に作用してしまうこともあり得るので，希釈濃度に注意しつつ解剖学的な知識をもとに注射する必要がある．

　他の筋に作用した場合，直接誤って注射していない限りはわずかに波及する程度であるので，2～3週間で回復する．焦って余計な部分に注射して解決しようとすると泥沼にハマる．ボツリヌス毒素製剤のトラブルは慌てないで経過を見ることが基本であり，ある程度自信がある場合のみ拮抗筋に注射するなどの対処に手を出すのがよいと考える．よほど変なことをしていない限り少し待てば改善するのである．

　また拮抗剤はない．なぜなら神経が変性しており回復するまでは戻らない．残存するわずかな力を活性化するくらいが解決策である．

　効きすぎを回避するためには攻めすぎないことである．特に額では眉の近くまで注射すると眉が上がらず怖い顔になる．しかし，そもそも額への注射は眉を上げる前頭筋への作用なので，効くほどにトラブルが多くなる．よって慣れないうちや新患では上方のみから注射して，効きが弱ければだんだん下方にまで注射するのがよい．

　また効果の左右差などがあることもある．量の多い少ないではなく，打つ部位の左右差やそもそもの顔面非対称などによるので，治療前の見極めが重要となるが，生じれば2週間後くらいに追加注射で補正するのがよい．補正は急ぎすぎないことも重要である．

　さらには中和抗体ができて，効果が出なくなることもある．ただし，稀にバイアルによって活性が低い場合がある．1度注入して効果がなければ，もう1回トライして，それでも効かなければ抗体産生と判断する．1年待つと有効という意見もあるが，経験的には数年待っても結局効かない例も多い．

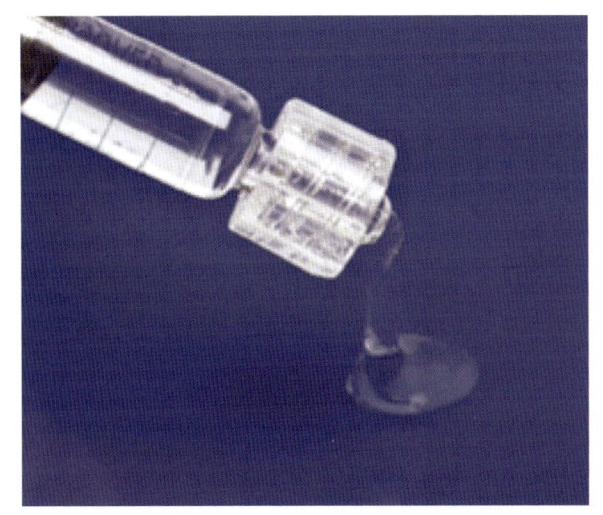

**図131** ヒアルロン酸製剤（架橋型）
高い粘弾性を持つ.

## ヒアルロン酸製剤

　架橋されたヒアルロン酸製剤（図131）を真皮や皮下などに注入して形態を改善する治療である. その手法としては古典的にはくぼみ, 溝を埋めるまさに「充填」の効果であったが, 顔面の加齢性の変化が画像解析や解剖学的研究によって明らかになると, まずはボリュームを増やしてリフトさせる手技が登場してきた. 加齢によって萎縮, 体積を減らした骨や皮下脂肪の量を補うように注入することで若々しい顔貌を取り戻す. ただし, 顔面の構造は単純ではない. 様々な構造物とそれをつなぐ靱帯などで構成されている. 萎縮することと, これらの構造物の弛緩, 脆弱, 菲薄などによってタルミが生じる. よってボリュームだけでは若くならない. これらの構造物に適宜ボリュームを作りつつ, 緩んだ靱帯などを支えるように注入する手技が登場している（図132）.

　様々な面から顔面の加齢性変化を理解した上で, これらの手技すべてを組み合わせて注入を行うことが重要である.

　なお, 通常のヒアルロン酸は大量の水分を含むことができるが, 注入用ヒアルロン酸製剤の多くは保水されないように加工されている. 保水されると注入後むくんでしまう.

### 何に使えるの？

　主として顔面のシワ, タルミなどの加齢による顔貌変化に用いるのが基本である. もちろん顔面だけではなく, 頚部や手背などにも用いる. また柔らかい製剤や各種アミノ酸などの薬剤を混合した製剤によって皮膚の質の加齢性変化を注入によって改善することも行われる.

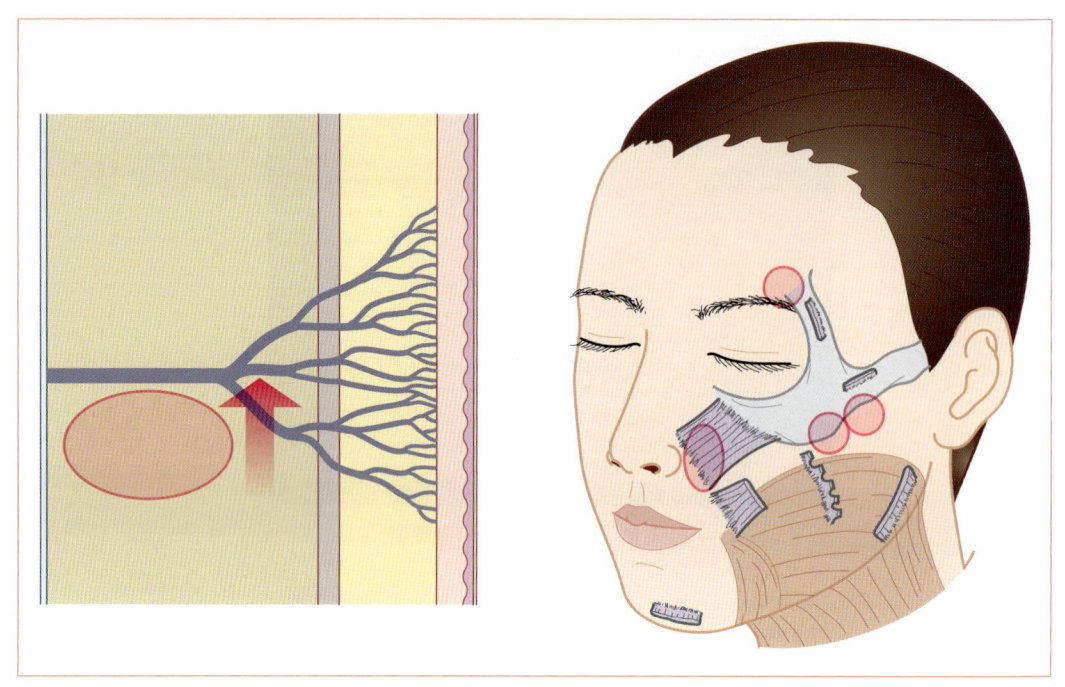

**図132** 靭帯を支える

### 使ってみよう

　ほとんどのヒアルロン酸製剤はシリンジ1本が1 cc の容量である．患者の予算を考えて，まずは何本使えるかを考えなければならない．ヒアルロン酸を大量に注入すれば確実に膨らむが，それがきれいとは限らないし，逆に大量に注入したからといって変になるとも限らない．必要最小限の量で無駄なことなく確実に結果を得ることが重要である．患者への誠意でもある．

　治療に先立って，患者の希望があれば塗布麻酔を行う．ただし，針刺入時の痛みが軽減されるだけであり，ほとんどの場合は麻酔なしでも問題はない．ほとんどのヒアルロン酸製剤自体に麻酔成分が含有されているので，刺入後の痛みはこれで十分回避できる．

　まずはマーキングペンを用いてデザインをする．この際，顔面の骨形状や靭帯の位置，皮下脂肪の隔壁（compartment の境目）をしっかりと把握しておく．単にくぼんだ部位に注入するだけではきれいに仕上がらない．注入は鋭針もしくはカニューレ針を用いて行う．

　基本的にはくぼんだ部分を埋める手法と注入によって持ち上げる手法がある．

　膨らませるのは骨や脂肪の萎縮に影響される部分で，ダイレクトに注入する（図 133）．持ち上げるのは，タルミによるもので，結果的にくぼんだ部分そのものではなく，その原因となった下垂した組織を支える部分（支持靭帯など）に注入する．ただ，単純な部位だけではなく，鼻唇溝などでは基部の梨状孔周囲の骨萎縮と全体には頬部脂肪の下垂とで成り立つため鼻唇溝そのものと頬部と両方の注入が必要となる（図 134）．

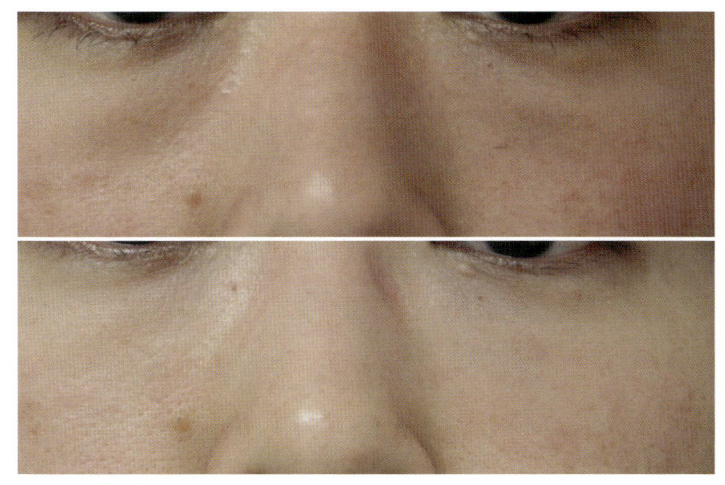

$\frac{a}{b}$ **図133** **ヒアルロン酸製剤注入による局所の治療（目の下）**
a：治療前 b：治療後

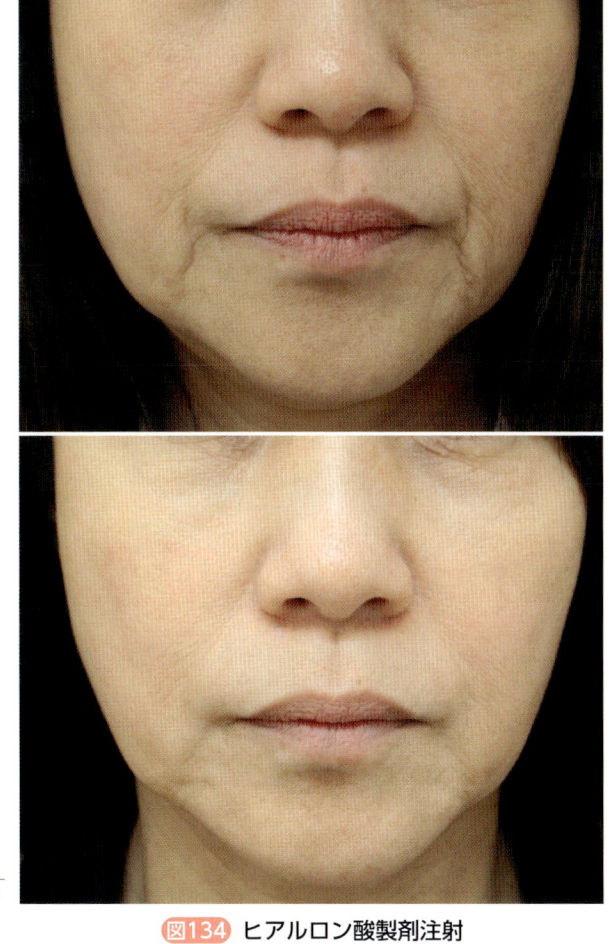

$\frac{a}{b}$

**図134** **ヒアルロン酸製剤注射**
a：治療前 b：治療 2 週間後
鼻唇溝〜マリオネットライン，頬 合計 2 cc

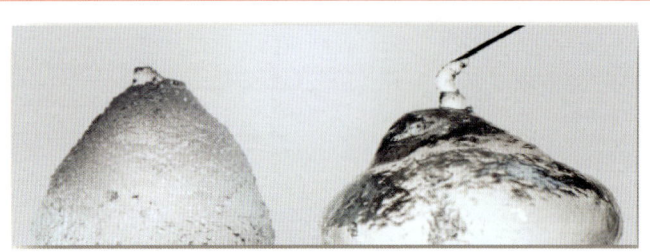
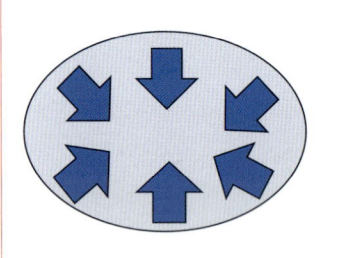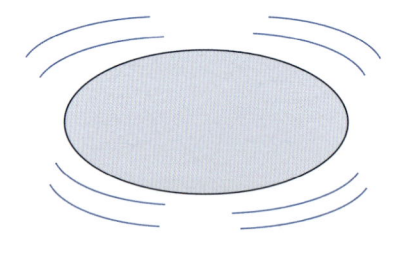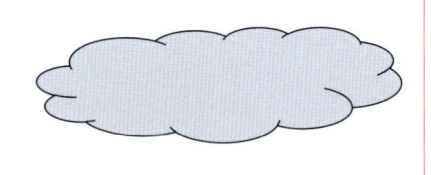

◀製剤により差がある

凝集性の高いタイプ　　弾性が強い固体的性質の強いタイプ　　馴染みのよいタイプ

**図135 ヒアルロン酸製剤の性質**
製剤により差がある.

　具体的な注入の手法は各社が様々な手法を提案しているので詳細はそれを参照にされたい. 各社の製剤で特性は異なり, 凝集してまとまりやすいもの, 面状に留まりやすいもの, 粘弾性に優れたもの, 馴染みやすいものなど, それぞれを理解しておく(図135). 1つの製剤だけが優れているのではなく, 特性を理解して使い分けることこそが他の医師と「ひと味違う」治療をするコツである.

## 注意点

　ヒアルロン酸製剤の注入治療においては, 結果がはっきり出る分, 効果に対する不満も多い. 思ったほど効果がないと言うならまだしも, 歪みが出たなどというクレームは時々受けるものである. それを深追いしてさらに注入すると, ぬかるみにハマることもある. 少しの期間待つか, 1度リセット(分解酵素注射)して改めて実施するのもよい.

　最も避けなければならないのは血管への刺入である. このリスクはカニューレ針であってもゼロではない. 乱雑な操作で血管壁に傷ができれば圧をかけた注入操作によって製剤は血管内へと入ってしまう. どのような針を用いるにせよ丁寧な操作が重要である. ヒアルロン酸だけの話ではなくすべてのFillerで共通であるので, この辺りは総論で記載した内容を確認いただきたい(45ページ).

　アレルギー, 免疫反応に関しても総論で記載しているが, 早期に生じる腫れなどを主とするものと数か月後に生じる硬結や疼痛を主とするものがある. 架橋剤がその原因とされており, その量が少ないものがより安全と言えるが, それでも絶対ではない.

　血行障害, アレルギーとも, まず最初に行うのは分解酵素の注射である. 分解酵素とは

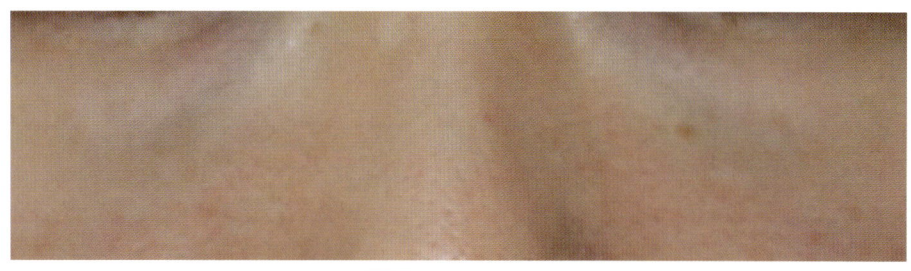

**図136 チンダル現象**
患者は自覚せず，クマがひどくなったと言うが，よくよく話を
聞いてみると他院でヒアルロン酸注入後に目立ったというこ
とだった.

ヒアルロニダーゼで，ヒツジ由来とヒト由来の製品がある．ヒツジ由来は安価であるがアナフィラキシーのリスクがある程度存在する．ヒト由来の方がその可能性は低い.

短期的なアレルギーは1回の注射で改善することがほとんどである．しかし遅延性の免疫反応の場合，1回の注射では困難であり，ステロイドの内服を併用しながら注射を行い，内服が終了しても再度硬結や炎症が生じなくなるまで繰り返し数日ごとに注入を行う.

血行障害の場合，絶対に大丈夫という保証はないし，量も不明であるが，大量投与が基本である．特に動脈閉塞の場合は早急に大量，繰り返し投与となる.

また当たり前だが，注入剤に含有される麻酔成分(リドカイン)にアレルギーのある患者には禁忌である.

その他，麻酔成分のために特に鼻唇溝注入後などでは上口唇の痺れ感を訴えることも多いが，一時的なもので麻酔のせいであると説明をしておく.

皮膚の薄い部位では直下に注入すると数か月から数年経ってから青く色素沈着をしたような状態となる．これはチンダル現象と言われるヒアルロン酸が透見される状態である(図136).

## 薬剤の経皮導入

針によって直接，もしくはエレクトロポレーション(電気的穿孔)によって薬剤を経皮的に注入する手法がある.

主として表皮に関しては，加齢とともに角層の菲薄化，天然保湿因子や角質間脂質の減少が生じる．これを補充することによって乾燥など様々な肌トラブルを回避できる.

真皮は加齢とともに細胞外基質(extra cellular matrix；ECM)が減少する．コラーゲン，エラスチン，ヒアルロン酸やプロテオグリカンなどである．様々な機能があるECMだが美容としては肌のハリ，若さの象徴であるので，これを回復させることによって若々しい肌を作ることができる.

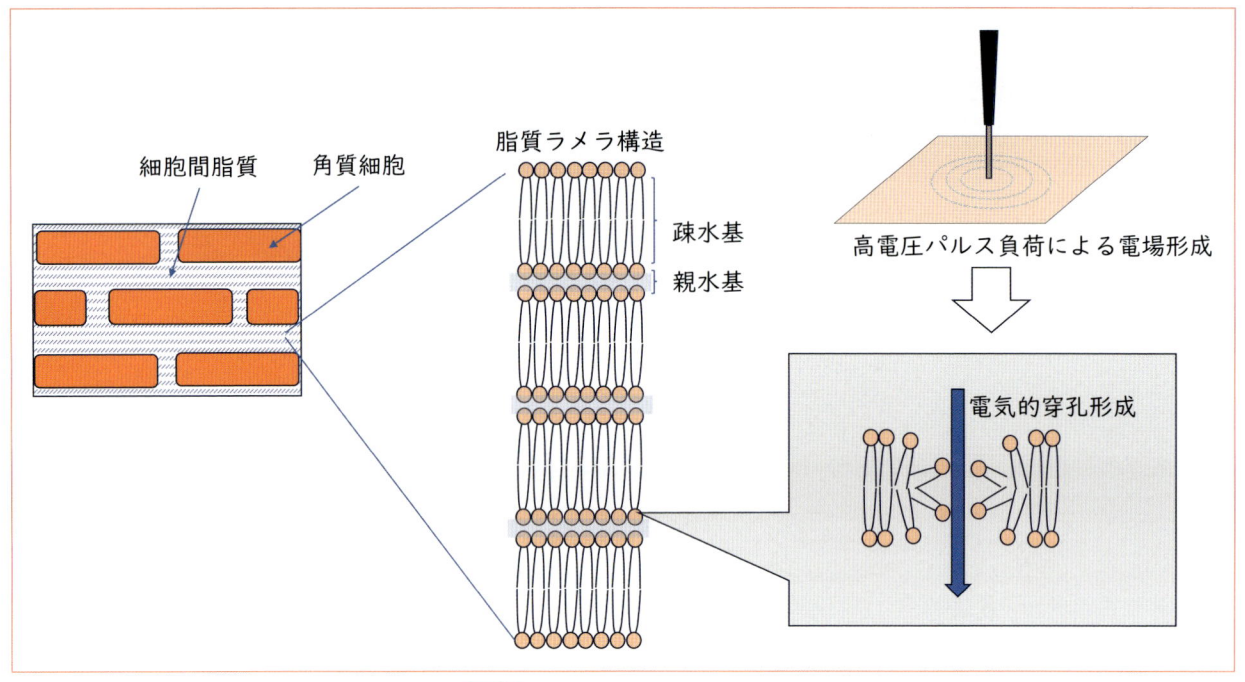

**図137 エレクトロポレーション**

　表皮については高電圧のパルス電流を流して電場を生じさせることでプラスとマイナスの極を持つ脂質二重膜に作用させ，細胞間（もしくは細胞内）を穿孔して薬剤の通り道を作る（電気的穿孔）．我々の領域で用いるエレクトロポレーションはほとんどの場合，細胞間つまりは角質間と考えられる（図137）．薬剤を塗布している場合，そのうち荷電している成分は電気的な反発によって穿孔部から浸透し，非荷電の成分は物理的に圧をかけて穿孔部を通過させる．他にも浸透による成分移動の経路もある．

　真皮については塗布だけでは薬剤は浸透しない．確実なのは注射によって直接薬剤を投与することである．通常は細い針で真皮もしくは皮下上層に刺入して注入する．機器を使った方法としては水光注射やメソガンなどがある．

### 何に使えるの？

　薬剤の経皮導入は塗布とは異なり，はるかに大量の成分が表皮，真皮に入っていく．主にヒアルロン酸やコラーゲンは保湿（表皮の潤い）や保水（真皮内の水分量増加）目的などで用いられ，その他にもビタミンC（美白や，ざ瘡改善目的），トランサミン（肝斑の改善目的）をはじめ様々な製剤が用意されている．また，PRP（多血小板血漿）なども用いる．薬剤の経皮導入において機器はあくまで導入手段であって何を入れるかによって目的は大きく変わる．

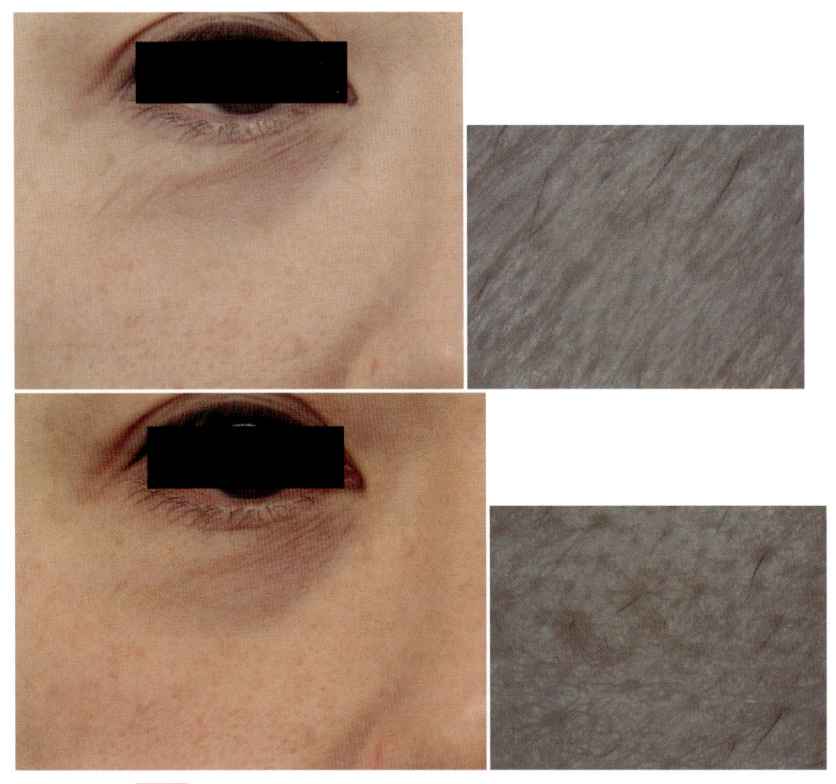

| a | b |
|---|---|
| c | d |

**図138 エレクトロポレーションによるちりめんジワの改善**
a, b：治療前　　c, d：治療後

### 使ってみよう

　エレクトロポレーションは非侵襲的で，多くの場合，医療機器ではない．医師の指導のもとでスタッフに任せても大きな問題は生じない．各機器によって性能の差はあるが，強いパルス電流を小範囲に発生させれば角層の細胞間にある細胞間脂質の機能を失わせ一時的に電気的穿孔が生じ，薬剤が表皮内，真皮へと導入される．これを利用してヒアルロン酸やコラーゲンなどを導入して保湿化粧品をはるかに超える水分を引き込む．これによって保湿効果のみならず肌理の改善や肌触り，ちりめんジワの改善などを得る（図 138）．同時にその他の有効成分を導入することでメラニン生成抑制，皮脂分泌減少，シワの改善なども得られるが，主として表皮から真皮上層の作用となる．

　水光注射やメソガンは針を直接皮膚に刺入して薬剤を投与する．確実に真皮内に薬剤を届ける．水光注射は複数の針を一気に刺入する，1回の注入量を設定して複数針でスタンプ式の注射を行う自動装置である（図 139）．メソガンは同じく1回注入量を設定して，1本の針を高速に動かして皮膚に刺入させ，広範囲を短時間で注入していく装置である．元々水光注射はメソガンの原理から発展して作られており，基本は同じである．ただ，メソガンの方が微小量を投与できる．使われている薬剤も多い．水光注射は主にヒアルロン酸などの粘性のある製剤をしっかりと真皮に留める役割が主である．

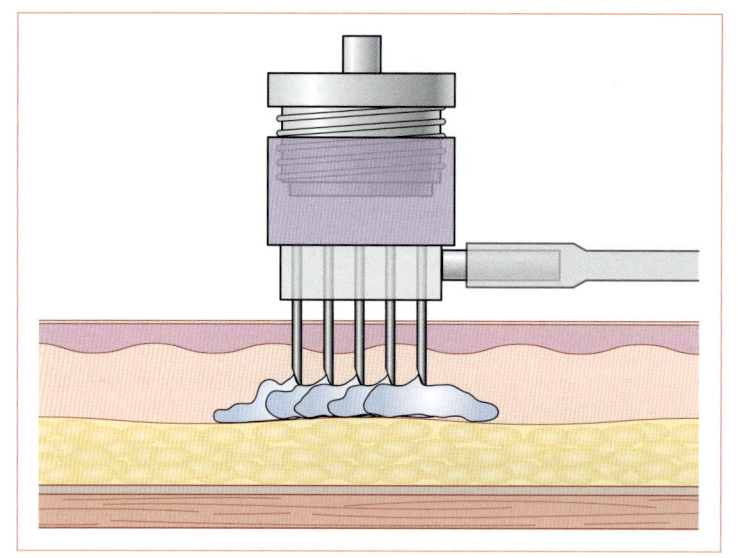

**図139** 水光注射

　浅い層であれば無麻酔で実施可能である．特にごく少量で浅く投与するメソセラピーに則ったメソガンの打ち方では，ほぼ麻酔は不要となる．一方の水光注射は針を複数しっかりと刺入するので疼痛が強く，事前の塗布麻酔を要する．

　通常2〜4週ごとに複数回の治療を行う．

　効果は永続するものではないので，定期的に実施を行う．

 **注意点**

　単なる注射ではあるが，薬剤のアレルギーには注意を要する．またヒアルロン酸の粘性が高い製剤を用いると直後には膨疹状の隆起が多数生じることになる．数日は残るので患者には説明する．架橋されたヒアルロン酸製剤だと膨疹がいつまでも残るので，使用する場合は深度などの繊細なコントロールが必要である．

<各論>

# 治療法の選択とpitfall：
# 疾患ごとに考える

# 治療法の選択と pitfall：
# 疾患ごとに考える

　ここでは代表的な疾患について述べる．ただ，すべての治療において言えることは，個人によって様々な症状が発現し，複雑に入り組んでいる．しっかりとした診察によって個々の問題をあぶり出し（診断と評価），適した治療を選択，時には組み合わせることで患者個々に合った治療を行っていく必要があるということである．

　通り一遍の治療では満足度は低くなることもある．一方で，ベーシックとなる治療をきちんと行わずに闇雲に色々な治療をすることも避けなければならない．

　サブスクのように費用を高額に決めたからと言って，何でも実施して過剰な治療を行い，悪化する例が増えている．

　最適なものを選択すること，必要に応じて組み合わせること，である．

## シミ（メラニン色素性疾患）

　シミの治療において重要なのは診断である．それが老人性色素斑なのか後天性真皮メラノサイトーシス（Acquired Dermal Melanocytosis；ADM）なのか，それとも肝斑なのか，もちろん悪性腫瘍の可能性も含めて，きちんと診断をつけるにはダーモスコピーによる診察を要する．また様々な疾患が混在していることも多い．老人性色素斑がありながらベースには肝斑も存在することは日常よく見られることである．このような場合，何でもレーザートーニングや光治療（IPL）などでとりあえず改善しようとセット料金を組んで治療を始めることは避けるべきである．

　きちんと正しい治療をした上で（特に肝斑），もしくは計画をした上で，必要であればもちろんレーザートーニングや IPL を行うことが望ましい．

　さて，個々の疾患についてであるが，老人性色素斑に最も有効なのは Q スイッチルビー・アレキサンドライトレーザーである．スタンダードな治療としてその効果に間違いはない．ただし問題となるのが治療後に半数ほどで生じる炎症後色素沈着（Post Inflammatory Hyperpigmentation；PIH）で，患者にとっては苦痛となることもある．事前にしつこいほど説明をしておく必要がある．

　さらにパルス幅の短いピコ秒レーザーも有効であり，利点としては薄い色調でも反応することが多い．Q スイッチレーザー系では難しかったものでも治療が可能である．また PIH の発生率が低い．全く色が戻らないわけではないが，かなり濃く戻ってしまったとい

うことは少ないので，患者のストレスは軽減される．しかし長期結果で見るとやや再発率が高い印象がある．周囲へのダメージが少ないゆえの PIH の少なさと，それゆえに限局されるエネルギーが取りきれない可能性へと結びつく．これはピコ秒レーザーの宿命であるので，使い方に慣れて取り残しが少ないようにフルエンスを調整して，また，時に重ね打ちをしてよい結果を出していくという醍醐味もある．

一方で，ピコ秒レーザーの全顔照射では，この手の問題にかかわらず IPL の強いバージョンのような感じで用いることもできる．

雀卵斑においてはメラニンに反応するレーザー，光であれば大抵何でも良好な結果が得られる．ただし，若年者では再燃するので，また2〜3年後に取ることになると説明しておくとよい．

肝斑はいきなりレーザーではなく，擦らない，紫外線曝露を防ぐなどのスキンケアから開始して，トラネキサム酸内服，ハイドロキノン・トレチノイン外用で経過を見る．ほとんどの場合2〜3か月してから効果が発現するので，急いで結果を出そうとしないことである．ただ，なかなかよくならないケースもあり，そこではじめて低フルエンスでの Q スイッチ/ピコ秒 Nd:YAG レーザー治療を考える．ただし肝斑はメラノサイトの機能障害であり，異常な細胞は存在しない．治癒するのではなく，良好にコントロールしていくことが主である．レーザーに頼らないことが望ましい．

ADM はアザである．異常な細胞を壊しさえすれば完治し得る．Q スイッチ/ピコ秒レーザーが最適である．しかし PIH が生じやすい．高いフルエンスでの治療は禁物で，半年ごと3回程度の治療を推奨する．

刺青は何があってもまずピコ秒レーザーである．特殊な照射方法として，最初にフラクショナル炭酸ガスレーザーで表皮に穴を開けておきピコ秒レーザーを照射すると，破壊された色素粒子が表皮側から排出しやすいことと，施術翌日の水疱形成が軽減される．

## シワ・タルミ

シワは後述のタルミによるもの（立体的な脂肪や骨の下垂や萎縮）なのか，皮膚の加齢性の変化（皮膚の薄さや構造の脆弱化）によるものなのかで治療が異なる．患者はタルミによってできている溝でもシワと称することが多い．例えば鼻唇溝は頬の脂肪の下垂と骨の萎縮（梨状口の拡大と上顎骨の萎縮）から生じるタルミが靭帯の上にのしかかるようにして出現するが，本当の意味でのシワは皮膚の折れ曲がりのみである．表情によってできているもので，動的なシワはボツリヌス毒素製剤が最もよい適応であり，眉間，目尻，額などに用いる．安静時から生じているシワはフラクショナルレーザー照射やコラーゲン，ヒアルロン酸などの filler で治療を行うとよい．

タルミはその原因が何であるかを考えて治療法を組み立てていく必要があり，既に述べた加齢による顔貌の変化を解剖学的に理解し，診察の際にイメージしなければならない．そのためには顔を見て，何が最も問題なのかを把握できる技量は重要である．アセスメントと称される客観的な評価には，どの組織（骨，皮下脂肪，皮膚など）のどの部位がどのように萎縮しているのか，下垂しているのか，歪んでいるのか，左右の対称性が加齢ととも

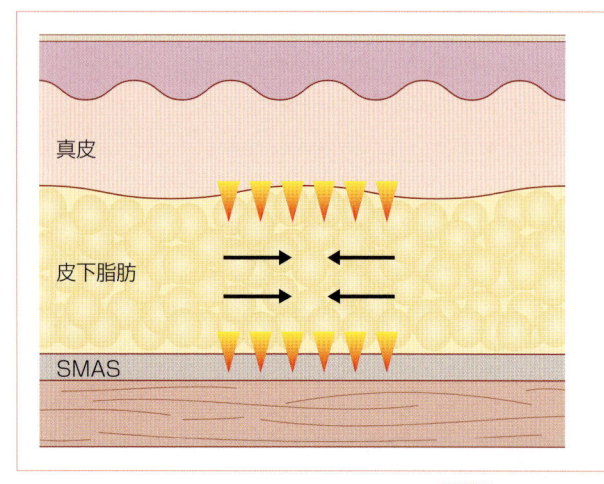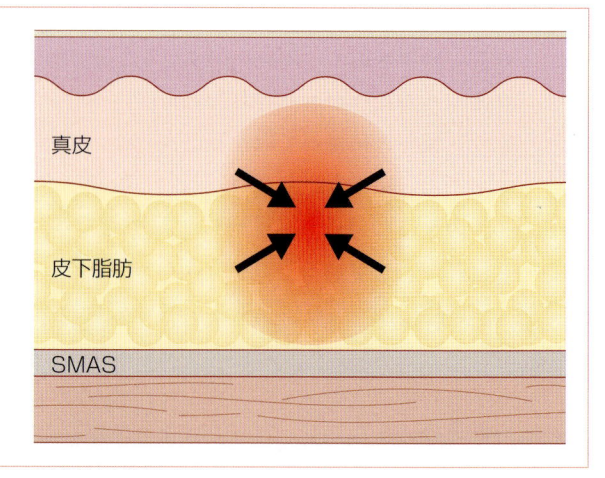

**図140** 加熱形態による収縮の違い a|b
a：2次元的収縮　　b：3次元的収縮

にどう崩れてきたのか，肌の質，輝きや，不均一性はどう変化しているのかなど，いくつか決まった項目を挙げて評価するよう心がけるとよい．これは共通となる認識，客観的評価である．メーカーからも評価表などが提唱されているので，それを手に入れて参照するとよい．

ただし，客観的とは言っても，個々に評価は異なる．彫刻家がどう作品を作るのかと同じであり，視点が違うことも当たり前である．しかしながら基本は重要である．共通となる認識がベースにあってこそ，その上での各医師の考えのもと最良の方法を組み立てることができる．解剖をおろそかにしてその医師の美的センスだけで最善の治療が常に叶えられることはない．センスだけでは時に失敗を生む．

また，所有している機器や製剤，持てる技術，安全性などを踏まえた考え方などによっても異なる．さらにはアグレッシブな治療をして大きな変化を生じることをよしとするのか，誰にもバレないようにナチュラルな変化をよしとするのかは医師によっても様々であるし，患者の希望も様々である．すべてに対する正答はない．だからこそシワ・タルミ治療は奥が深く，技量の差が出やすい．

これらを前提として，実際の治療についてコツを述べる．

機器治療では，それぞれの作用する層，部位を理解する．例えば高密度焦点式超音波（High Intensity Focused Ultrasound；HIFU）ではトランスデューサーによって集束する層が異なる．真皮，皮下，筋，SMASのどこに照射されているのか，部位によっても異なる．高周波では深達性がHIFUに劣ることが多いが，バルクに熱を発生させるので，広範囲に影響を及ぼす．加熱形態によって線維組織を優位に加熱するもの，水分を多く含む組織を加熱するものなどと異なる．

一定の深さの層のみに加熱すれば，それは3次元的な収縮よりも2次元的な面状の組織の破壊と再構築，つまりは引き上げがメインとなる．バルクに加熱すれば，それは3次元的であり，線維結合組織優位であれば立体的な収縮，引き締めとなる（図140）．各機器の特

徴を理解すれば，どのように変化するかを予測できる．その際，患者は若返ることをイメージしやすいが，機器の治療はあくまで引き締め，引き上げであり，ダイナミックな変化に乏しい．いくら3次元的に引き締まっても頬の下垂した脂肪が上がるわけではない．引き締まっても脂肪のポジションは上がらないのである．このあたりを事前にきちんと説明できれば機器はタルミを予防する効果も高く，リピートして治療を受けてもらえる．

ただし，その際にも治療時の疼痛管理も重要となる．

また機器においては，新しいコラーゲンなどを産生するという予防的な側面もある．定期的に実施することでタルミを食い止める役割もある．ただし，あまりに頻繁な治療は皮下に瘢痕を作り，いわゆる癒着となるので，ほどほどが肝要であるし，特に若年層の治療においては皮下に瘢痕を作りすぎないような配慮が必要である．わざわざ若くてきれいな構造物を破壊して瘢痕に置換することはよくない．実施するなら皮下に瘢痕を生じない機器(フラクショナルレーザーや同期平行型超音波(SUPERB™)など)を用いるか，同じメカニズムでも弱い効果の機器を用いるべきであろう．

Filler による治療においてはただくぼみを膨らませるだけではなく，引き上げることによってくぼみを改善したり，また若い顔貌をイメージしてどう作っていくのかを考える．デザイン性が重要である．その場合にはヒアルロン酸製剤ごとに特性が異なることを利用して，最適なものを選択，組み合わせる技量が必要となる．メーカー指定の決まりきった方法は初心者にはトラブルが少なく推奨できるが，技量が上がってくると，顔の個人差があることを鑑みて，様々なテクニックを駆使してその個々に最適な注入を行う．ただし，血管走行などもきちんと把握して，オリジナリティあふれるリスクある治療を行うのではなく，解剖学的に安全であることを第1に注入をするべきであろう．

糸の治療(スレッドリフト)もタルミ治療には不可欠である．皮下脂肪のポジションを移動させて若い頃に戻すことは，糸が最も確実に実現できる(ただしテクニックも多々あり複雑なため，初心者のための本書では省略する)．

さあ，これで美容皮膚科の最初の一歩が始められるであろう．あとは個々にスキルアップして，基本だけではなくオリジナルの治療，患者満足度の高い治療を行えるよう学会やセミナーに積極的に参加し，情報を得ましょう．

　国内と海外の学会では特に注入などではコンセプトが全く違うことも多い．厚生労働省の承認薬，機器などでは一旦承認を得たがために適応外の治療についてメーカーは情報を流すことができない．特に製薬系のものは厳しい．海外から来た講演者も，製薬会社からは触れていけない部分などを指摘され，講演内容を修正する羽目になる．いつまでたってもクラシカルな手法しか情報が入らない．そんな時は海外の学会に参加するとよい．日本の制限とは異なって，自由に講演者が話している学会も多い．また日本の学会では，日本人らしくみんな大人しく，そこで声の大きな発言者の意見がまかり通ってしまう傾向にある．日本のベテランの医師の意見は概して古典的であり，正しいのかもしれないが海外では時代遅れになっていることも多々ある．国内にいると，そんなものかと思っているかもしれないが，海外に行くと 30 代の若手医師と 60 代の医師が活発に議論し，その議論を聞いて自分自身の選択で様々な治療法を学ぶことができる．私自身は日本人と肌質の似ている東アジアの国の学会，医師の講演が学ぶことが多いと感じる．特にメラニン系となると東南アジアの医師とも微妙に意見が異なり，やはり韓国，台湾，中国の医師のアイデアがしっくりくる．

# 目を通していただきたい書籍

- 宮田成章：イチからはじめる美容医療機器の理論と実践 第2版．全日本病院出版会，2021.
- 宮田成章編著：Non-Surgical 美容医療 超実践講座．全日本病院出版会，2017.
- 宮田成章編著：美容皮膚医療ホントのところ．克誠堂出版，2020.
- 尾見徳弥，宮田成章，宮地良樹，森脇慎一編：あたらしい美容皮膚科学．南山堂，2022.
- 岩城佳津美編著：実践フィラー注入テクニック．克誠堂出版，2019.
- 川田　暁編著：ステップアップ皮膚レーザー．中外医学社，2021.
- 秋田浩孝編著：最新美容皮膚科診療ナビゲーション．学研メディカル秀潤社，2018.
- 塚原孝浩編著：よくわかる医療脱毛．克誠堂出版，2021.
- 古山登隆編著：解剖から学ぶヒアルロン酸注入療法．メディカルレビュー社，2020.
- Seo, K.（三井　浩監訳）：ボツリヌス療法のすべて―アジア人への応用―．南江堂，2022.

# あとがき

　本書を読んでいただき，どう感じただろうか．美容医療は簡単，そう思われただろうか．正直，美容医療は一見簡単そうである．そして結果が出せなくても口先で誤魔化せる．医師と患者の立場を考えると，なかなか面と向かって治療結果にクレームは言えない．もちろんトラブルになった時には揉めることもあるが，結果が出ない場合は，何も言わず次は来院しないということも多い．

　昨日まで内科医だった医師がいきなり脳外科の手術を見よう見まねで行うことはできないと思うが，シミ取りくらいならマニュアルを読んだだけでもできるかもしれない．機械任せの部分もある．そう，美容医療はそういうものである．簡単そうである．しかし，ずっと長い間この世界で働いてきて，成功した医師のほとんどは常に勉強している．もちろん延々とマーケティング，ソーシャルメディアなどを駆使したりキャンペーンを打ち続けたりして，集患を続けていくのもよいが，他科と同じく勉強して良質で正しい治療を行うことこそが肝要である．大学病院では研修できず，皮膚科や形成外科の専門医と言えども美容に詳しいとは限らない，そのような領域だからこそすべての医師が常に学び続ける必要がある．何より次々に新しい治療が登場する領域であり，化粧品の新作同様この状況は今後も続いていくので，勉強した者が最も強い世界である．そうなることによってリピート患者が増え，広告など診療以外の部分に力を注がなくてもよい．当たり前のことをできるかどうか，である．

　美容医療の医師に求められるのは「技術」「センス」「良心」「正しい医学知識」「真っ当な美意識」．独りよがりや商業主義は駄目である．最後にこれだけは忘れないでいただきたい．

2024 年 10 月

宮田成章

著者略歴 ————————————

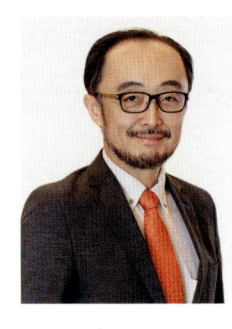

宮田　成章
（みやた　なりあき）

| | |
|---|---|
| 1990年 | 防衛医科大学校卒業<br>同大学形成外科入局 |
| 1997年 | 札幌医科大学形成外科入局<br>市立室蘭総合病院形成外科<br>勤務 |
| 2000年 | 虎ノ門形成外科・皮ふクリ<br>ニック院長 |
| 2004年 | みやた形成外科・皮ふクリ<br>ニック開設 |

ゼロからはじめる Non-Surgical 美容医療

2024 年 11 月 20 日　第 1 版第 1 刷発行（検印省略）

著　者　宮　田　成　章
発行者　末　定　広　光
発行所　株式会社 全日本病院出版会
東京都文京区本郷 3 丁目 16 番 4 号 7 階
郵便番号 113-0033　電話（03）5689-5989
FAX（03）5689-8030
郵便振替口座　00160-9-58753
印刷・製本　三報社印刷株式会社